I0842356

# Increíble dispositivo casero de respiración

## Por Artour Rakhimov (PhD)

# Derechos de autor

Propiedad literaria © Dr. Artour Rakhimov. Todos los derechos reservados. 2018.

Este libro tiene derechos de autor. Está prohibido copiar, prestar, adaptar, transmitir electrónicamente, o transmitir por cualquier otro medio o métodos sin la previa autorización escrita del autor. Sin embargo, el libro puede ser prestado por los miembros de la familia.

# Descargo de responsabilidad

Este contenido en este libro es para fines informativos solamente y no pretende diagnosticar, tratar, curar o prevenir la fibrosis quística o cualquier otra enfermedad crónica. Siempre consulte a su médico o profesional de salud antes de tomar decisiones médicas). La información contenida aquí es la opinión exclusiva del Dr. Artour Rakhimov y no constituye consejo médico. Estas declaraciones no han sido evaluadas por Ministerio de Salud de Ontario. Aunque se ha hecho todo lo posible para garantizar la exactitud de la información en este documento, el Dr. Artour Rakhimov no asume responsabilidad y no hace declaraciones, promesas o garantías sobre la exactitud, integridad o adecuación de la información proporcionada en este documento y renuncia expresamente a cualquier responsabilidad por errores u omisiones en este documento.

# Tabla de Contenido

# Introducción

Cientos de estudios médicos han demostrado que cuando respiramos más de la norma médica (hiperventilar), obtenemos menos oxígeno a nuestras células del cuerpo. Al mismo tiempo, prácticamente todas las enfermedades crónicas se basan en la hipoxia celular. Toda la investigación disponible también ha demostrado que las personas enfermas (enfermedad del corazón, cáncer, asma, bronquitis, EPOC, diabetes y muchas otras enfermedades crónicas) respiran cerca de 2-3 veces más que la norma médica. Por lo tanto, la solución es aprender a respirar menos.

Dr. Konstantin Buteyko desarrolló un método (el método de respiración Buteyko) para normalizar uno mismo su patrón de respiración de modo que la persona aprenda cómo respirar menos. Como resultado de reentrenamiento respiratorio, pueden experimentar alivio de sus síntomas y requieren menos y menos medicación. La normalización de la respiración, como encontraron el Dr. Buteyko y cerca de 200 de sus colegas médicos de la antigua URSS, significa oxigenación corporal normal y la remisión clínica de muchas enfermedades crónicas.

He estado enseñando el método Buteyko a cientos de estudiantes, la mayoría en pequeños grupos, durante los últimos 7 años. Cuando los estudiantes Buteyko mejoran su oxigenación corporal o CP (pausa de control), su salud es, en efecto mejorada. Durante 20 segundos CP significa que no hay síntomas ni medicamentos para la hipertensión, el asma, la bronquitis, y muchas otras condiciones. Sin embargo, la principal desventaja del método Buteyko es que muy pocas personas (menos del 1% de los enfermos) son capaces de aprender los ejercicios de respiración Buteyko de un libro o manual.

Dr. Buteyko descubrió este mismo hecho, ya en la década de 1960 y es por eso que comenzó a enseñar a los profesionales de la elección y formación de médicos enfermos.

Esta desventaja (necesidad del practicante o maestro) puede resolverse mediante un sencillo dispositivo casero de respiración. ¿Cómo? Es mucho más fácil de practicar ejercicios de respiración correctamente utilizando este dispositivo casero de respiración. Aunque, todavía hay restricciones, límites y contraindicaciones temporales, los enfermos pueden tener la oportunidad de tener una vida mejor, y esto sin aprenderlo de un maestro de respiración.

En 2009-2010, además de la enseñanza de los ejercicios respiratorios Buteyko (reducción de la respiración) a los grupos, también hice numerosos dispositivos de respiración para mis estudiantes y les expliqué cómo utilizar estos dispositivos. Semanas más tarde le pregunté a estos estudiantes acerca de sus experiencias y la eficiencia de los dispositivos casero. Se descubrieron los siguientes hechos:

1) Mis alumnos fueron capaces de aumentar su oxigenación del cuerpo hasta en 5-15 segundos durante una sesión de respiración de unos 15 minutos.

2) Tienen un mayor incremento de CP en comparación con ejercicios de respiración Buteyko de igual duración.

3) Se informó de que era mucho más fácil de practicar con el dispositivo y se logra más beneficios de utilizar el dispositivo casero de respiración.

4) Sin embargo, cuando estos estudiantes se levantaron para 30-40 segundos CP, por lo general prefieren los ejercicios de respiración reducida desarrollados por el Dr. K. Buteyko, ya que los ejercicios Buteyko no requieren ningún dispositivo y se puede practicar en cualquier lugar y / o en cualquier hora del día, mientras están involucrados en otras actividades.

Todavía continuo enseñando ambos, los ejercicios de respiración Buteyko y el uso del dispositivo de respiración casero, ya que cada método tiene sus ventajas. Ellos en gran medida se complementan entre sí. Aunque les pido a mis alumnos que practiquen ambos tipos de ejercicios durante el curso, dejo a mis estudiantes que decidan qué ejercicios quieren practicar después del curso, esto en base a su propia intuición, sensaciones, y la experiencia registrada (sus agendas).

En promedio, durante las etapas iniciales de reentrenamiento respiratorio, el aparato respiratorio casero es aproximadamente 40-60% más eficiente, en términos de crecimiento del CP (oxigenación), que el típico período de sesiones de respiración reducida Buteyko de la misma duración. Además, ya que es fácil de aprender y practicar, he decidido compartirle esta idea.

## ¿Quién puede utilizar este manual?

La respiración normal es una propiedad fundamental del organismo sano. Por lo tanto, la normalización de respiración es la forma natural de hacer frente a patologías del cuerpo humano. Mientras que las personas con problema sea cardiovascular, pulmonar, y algunos otros problemas requieren un enfoque diferente (ver los siguientes apartados), este manual puede y debe ser utilizado con éxito por las personas que sufren de cualquiera de estos síntomas, trastornos y condiciones y sus combinaciones:

**Condiciones de los huesos, articulaciones y músculos(**(artritis, dolor de espalda y de cuello, el síndrome del túnel carpiano, síndrome de fatiga crónica y la fibromialgia, dolor en el codo (bursitis), dolor de rodilla, distrofias musculares, artrosis, osteocondrosis, la osteoporosis; poliartritis, artritis reumatoide / condiciones comunes; radiculitis (síndrome de la raíz nerviosa); escoliosis).

**Cerebro y Sistema Nervioso** (ADD / ADHD, las adicciones, el alcoholismo, la enfermedad de Alzheimer; ansiedad, trastorno bipolar, síndrome del túnel carpiano, depresión, mareos, trastornos de la alimentación, la encefalitis, epilepsia; obsesivo-compulsivo; meningitis (viral y bacteriana); neurona motora la enfermedad, la enfermedad de Parkinson; fobias, trastorno de estrés postraumático (TEPT), la esquizofrenia, la demencia senil, el trastorno de ansiedad social, vértigo)

**Cancer** (etapas 1 y 2; como una terapia adicional para un tratamiento complejo estándar)

**Trastornos oculares** (cataratas, la visión de futuro; glaucoma; degeneración macular)

**Problemas gastrointestinales** (pancreatitis aguda y crónica; colecistitis, enfermedad de Crohn, gastritis crónica,

estreñimiento, úlcera duodenal, enfermedad de cálculos
biliares; úlceras gástricas, ardor de estómago / ERGE;
hemocromatosis; IBS; EII; cirrosis hepática; úlcera péptica,
colitis espástica, pérdida de peso)

**Trastornos hormonales** (insuficiencia suprarrenal, diabetes
mellitus tipo 1, la diabetes gestacional; hipertiroidismo;
hipotiroidismo; prediabetes, la hiperglucemia y la
hipoglucemia reactiva, obesidad)

**Condiciones inmunes** (conjuntivitis alérgica, alergias,
dermatitis, fiebre del heno, el lupus, sensibilidades químicas
múltiples)

**Otras condiciones** (anemia, fibrosis quística, hemorroides,
enfermedad de Raynaud, tromboflebitis, venas varicosas)

**Enfermedad por radiación**

**Problemas relacionados con el sueño** (bruxismo, insomnio,
síndrome de piernas inquietas, apnea del sueño, ronquidos)

**Trastornos de la piel** (acné, diátesis; eczema; psoriasis)

**Trastornos del tracto respiratorio superior** (sinusitis,
rinitis, adenoiditis, pólipos, amigdalitis, laringitis, faringitis,
traqueítis y otros trastornos relacionados

**Problemas urinarios y renales** (pielonefritis,
glomerulonefritis, cálculos renales, nefritis, nicturia,
incontinencia urinaria, infecciones del tracto urinario)

**Condiciones virales y bacterianas** (SIDA (síndrome de
inmunodeficiencia adquirida), la gripe aviar (gripe aviar);

celulitis (infección bacteriana); frío; hepatitis A; la hepatitis B; la hepatitis C; la influenza, la enfermedad de Lyme, la rubéola (sarampión alemán); tejas; Vírus del oeste del Nilo).

**Condiciones de la Mujer** (erosión cervical; endometriosis; fibromas; fibromyomes; mastopatía fibrosa; irregularidades del ciclo menstrual; menopausia; esterilidad; toxicosis del embarazo, infecciones por hongos)

Note que es imposible proporcionar una clasificación racional de los problemas modernos de salud ("enfermedades de la civilización"), debido a las superposiciones y posibles cuadros clínicos complejos. La explicación de esto es que la medicina moderna no sabe la causa de estos problemas de salud. Este manual sugiere que todas estas condiciones tienen una causa común. Por lo tanto, no son trastornos separados, pero los síntomas de una enfermedad, grande, lo que vamos a investigar y señalar.

## A quien tiene restricciones especiales, límites y contraindicaciones temporales

El reentrenamiento respiratorio y los ejercicios de respiración producen un estrés leve para el cuerpo humano para que pueda adaptarse a las nuevas condiciones y funcionar mejor en el futuro. Tales efectos adaptativos tienen lugar durante, por ejemplo, el ejercicio físico. Sería tonto para una persona no apta tratar de correr un maratón sin una preparación rigurosa.

Si las demandas debido a los ejercicios son demasiado altos, no hay respuesta adaptativa, y, como resultado, los ejercicios incluso pueden producir un efecto negativo. Por lo tanto, los ejercicios de respiración también deben ajustarse a las actuales capacidades de adaptación del organismo humano. Por ejemplo, las personas con problemas cardiovasculares y / o pulmonares existentes requieren ciertas modificaciones (Costura individual) a su reentrenamiento respiratorio.

Por ejemplo, es necesario para muchos pacientes con un enfoque más suave en relación a la demands de hipoxia y la hipercapnia a ejercicios de respiración (cambios rápidos en la composición del aire):

**Las enfermedades del corazón** (aneurismas aórticos, angina de pecho, arritmia, aterosclerosis (acumulación de placa); cardiomiopatía, arritmia ciliar (fibrilación cardiaca); dolor de pecho (angina de pecho); el colesterol alto; isquemia crónica, enfermedad cardíaca congénita, insuficiencia cardíaca congestiva, la arteria coronaria enfermedad; endocarditis; extrasístole, soplos cardíacos, hipertensión, miocardiopatía hipertrófica; taquicardia; pericarditis, infarto de miocardio, accidente cerebrovascular)

**- Las migrañas y los ataques de pánico**

Esas personas, que tienen problemas existentes con sus pulmones deben evitar grande estiramiento demasiado rápido y demasiado (expansión o dilatación) y la contracción (estrechamiento) de sus pulmones. Por lo tanto, sus inhalaciones y exhalaciones deben limitarse (no máxima) en su amplitud y velocidad. Esto se refiere a las personas con:
**- Trastornos respiratorios que implican los pulmones** (asma, bronquitis, EPOC, enfisema, fibrosis quística, neumonía, tuberculosis; edema pulmonar; etc.)

Otras situaciones específicas incluyen:
- **Presencia de órganos trasplantados**
- **El embarazo**
- **Traumas cerebrales**
- **Agudo lesiones sangrado**
- **Coágulos de sangre**
- **Etapas agudas (exacerbaciones) de enfermedades potencialmente mortales (infarto, accidente cerebrovascular, isquemia cardiaca, etc.)**
- **La diabetes dependiente de insulina (diabetes tipo 2)**
- **Pérdida de la sensibilidad de CO2.**

Si sufre de alguna de estas condiciones, debe seguir las sugerencias especiales (véase más adelante) debido a las restricciones, límites y contraindicaciones temporales.

**Advertencia.** *Es su responsabilidad, en caso de duda consultar a su médico de cabecera o médico sobre el reentrenamiento y el uso de este dispositivo de respiración y manual de respirar por sus problemas de salud específicos. Y sin duda, consulte a su médico acerca de cualquier medicamento.*

# 1. ¿Qué hay de malo en la respiración de los enfermos?

## 1.1. Enfermedad del corazón

Comencemos con las enfermedades del corazón. Aquí están los resultados de 8 publicaciones de estudios médicos independientes sobre las tasas de respiración (ventilación por minuto) en 8 grupos de pacientes con enfermedades del

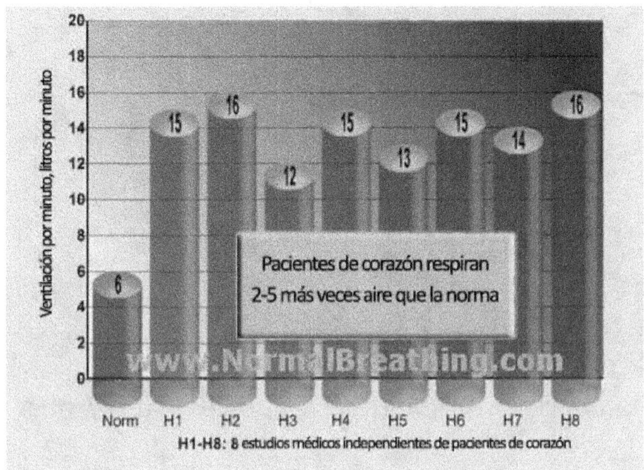



corazón. (Los gráficos son de la página web.)

Tabla. Tasas de respiración en pacientes con enfermedades del corazón.

* Una fila corresponde a una médica estudio / publicación

| Condición | Ventilación por minuto | Número de personas | Referencias |
|---|---|---|---|
| **Respiración normal** | 6 l/min | - | textos médicos |
| Pacientes saludables | 6-7 l/min | >400 | Resultados de 14 estudios |
| Enfermedad del corazón | 15 (+-4) l/min | 22 | Dimopoulou et al, 2001 |
| Enfermedad del corazón | 16 (+-2) l/min | 11 | Johnson et al, 2000 |
| Enfermedad del corazón | 12 (+-3) l/min | 132 | Fanfulla et al, 1998 |
| Enfermedad del corazón | 15 (+-4) l/min | 55 | Clark et al, 1997 |
| Enfermedad del corazón | 13 (+-4) l/min | 15 | Banning et al, 1995 |
| Enfermedad del corazón | 15 (+-4) l/min | 88 | Clark et al, 1995 |
| Enfermedad del corazón | 14 (+-2) l/min | 30 | Buller et al, 1990 |
| Enfermedad del corazón | 16 (+-6) l/min | 20 | Elborn et al, 1990 |

* Una fila corresponde a una médica estudio / publicación

Si los pacientes cardíacos respiran más aire que la norma médica, es lógico que su músculo del corazón reciba menos sangre y suministro de oxígeno (ver explicación en la siguiente sección). Si estos pacientes cardíacos ralentizan su respiración de nuevo a la norma, la perfusión del corazón y la oxigenación, el estado de los vasos sanguíneos, y muchos otros parámetros clave se convertiría de nuevo a un estado normal. Esto daría lugar a la desaparición de los síntomas de enfermedades del corazón y no más necesidad de medicación.

**Referencias (en el mismo orden)**

Dimopoulou I, Tsintzas OK, Alivizatos PA, Tzelepis GE, Pattern of breathing during progressive exercise in chronic heart failure, Int J Cardiol. 2001 Dec; 81(2-3): p. 117-121.

Johnson BD, Beck KC, Olson LJ, O'Malley KA, Allison TG, Squires RW, Gau GT, Ventilatory constraints during exercise in patients with chronic heart failure, Chest 2000 Feb; 117(2): p. 321-332.

18

Fanfulla F, Mortara , Maestri R, Pinna GD, Bruschi C, Cobelli F, Rampulla C, The development of hyperventilation in patients with chronic heart failure and Cheyne-Stokes respiration, Chest 1998; 114; p. 1083-1090.

Clark AL, Volterrani M, Swan JW, Coats AJS, The increased ventilatory response to exercise in chronic heart failure: relation to pulmonary pathology, Heart 1997; 77: p.138-146.

Banning AP, Lewis NP, Northridge DB, Elbom JS, Henderson AH, Perfusion/ventilation mismatch during exercise in chronic heart failure: an investigation of circulatory determinants, Br Heart J 1995; 74: p.27-33.

Clark AL, Chua TP, Coats AJ, Anatomical dead space, ventilatory pattern, and exercise capacity in chronic heart failure, Br Heart J 1995 Oct; 74(4): p. 377-380.

Buller NP, Poole-Wilson PA, Mechanism of the increased ventilatory response to exercise in patients with chronic heart failure, Heart 1990; 63; p.281-283.

Elborn JS, Riley M, Stanford CF, Nicholls DP, The effects of flosequinan on submaximal exercise in patients with chronic cardiac failure, Br J Clin Pharmacol. 1990 May; 29(5): p.519-524.

## 1.2 Asma

Veamos el MV (ventilación por minuto) en pacientes con asma en reposo. Una vez más, las tasas de respiración se relacionan con el estado de los pacientes cuando no tienen episodios agudos o síntomas de su enfermedad, ya que durante las exacerbaciones, los enfermos crónicos respiran aún más.

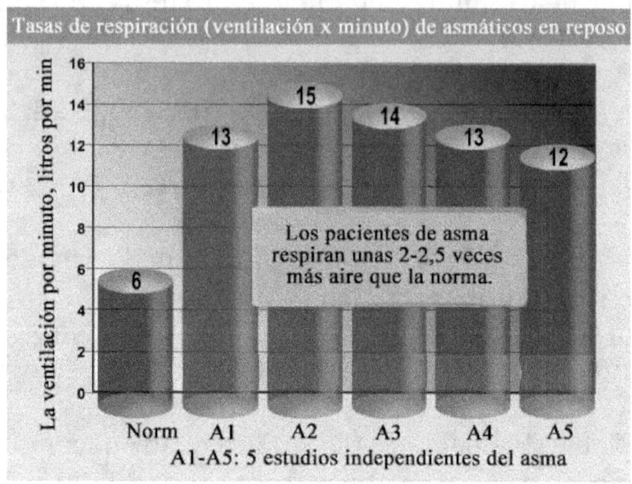


| Condición | Ventilación por minuto | Número de personas | Referencias |
|---|---|---|---|
| Respiración normal | 6 l/min | - | Libro de texto |
| Pacientes saludables | 6-7 l/min | >400 | Resultados de 14 estudios |
| Asma | 13 (±2) L/min | 16 | Chalupa et al, 2004 |
| Asma | 15 L/min | 8 | Johnson et al, 1995 |
| Asma | 14 (±6) L/min | 39 | Bowler et al, 1998 |
| Asma | 13 (±4) L/min | 17 | Kassabian et al, 1982 |
| Asma | 12 L/min | 101 | McFadden, Lyons, 1968 |

* Una fila corresponde a una médica estudio / publicación

## Referencias (en el mismo orden)

Chalupa DC, Morrow PE, Oberdörster G, Utell MJ, Frampton MW, Ultrafine particle deposition in subjects with asthma,

20

Environmental Health Perspectives 2004 Jun; 112(8): p.879-882.

Johnson BD, Scanlon PD, Beck KC, Regulation of ventilatory capacity during exercise in asthmatics, J Appl Physiol. 1995 Sep; 79(3): 892-901.

Bowler SD, Green A, Mitchell CA, Buteyko breathing techniques in asthma: a blinded randomised controlled trial, Med J of Australia 1998; 169: 575-578.

Kassabian J, Miller KD, Lavietes MH, Respiratory center output and ventilatory timing in patients with acute airway (asthma) and alveolar (pneumonia) disease, Chest 1982 May; 81(5): p.536-543.

McFadden ER & Lyons HA, Arterial-blood gases in asthma, The New Engl J of Med 1968 May 9, 278 (19): 1027-1032.

## 1.3 Diabetes

Tenemos el mismo cuadro general para la diabetes.

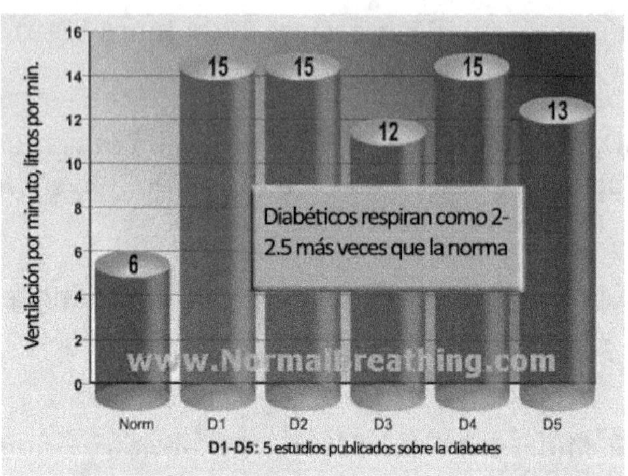


## Tabla. Tasas de respiración en los diabéticos.

* Una fila corresponde a una médica estudio / publicación

| Tasas de ventilación por minuto en diabéticos | | | |
|---|---|---|---|
| Condicón | Ventilación por minuto | Número de personas | Referencias |
| Respiración normal | 6 l/min | - | Libro de texto |
| Pacientes saludables | 6-7 l/min | >400 | Resultados of 14 estudios |
| Diabetes | 12-17 L/min | 26 | Bottini et al, 2003 |
| Diabetes | 15 (±2) L/min | 45 | Tantucci et al, 2001 |
| Diabetes | 12 (±2) L/min | 8 | Mancini et al, 1999 |
| Diabetes | 10-20 L/min | 28 | Tantucci et al, 1997 |
| Diabetes | 13 (±2) L/min | 20 | Tantucci et al, 1996 |

## Referencias (en el mismo orden)

Bottini P, Dottorini ML, M. Cordoni MC, Casucci G, Tantucci C, Sleep-disordered breathing in nonobese diabetic subjects with autonomic neuropathy, Eur Respir J 2003; 22: p. 654–660.

Tantucci C, Bottini P, Fiorani C, Dottorini ML, Santeusanio F, Provinciali L, Sorbini CA, Casucci G, Cerebrovascular reactivity and hypercapnic respiratory drive in diabetic autonomic neuropathy, J Appl Physiol 2001, 90: p. 889–896.

Mancini M, Filippelli M, Seghieri G, Iandelli I, Innocenti F, Duranti R, Scano G, Respiratory Muscle Function and Hypoxic Ventilatory Control in Patients With Type I Diabetes, Chest 1999; 115; p.1553-1562.

Tantucci C, Scionti L, Bottini P, Dottorini ML, Puxeddu E, Casucci G, Sorbini CA, Influence of autonomic neuropathy of different severities on the hypercapnic drive to breathing in diabetic patients, Chest. 1997 Jul; 112(1): p. 145-153.

Tantucci C, Bottini P, Dottorini ML, Puxeddu E, Casucci G, Scionti L, Sorbini CA, Ventilatory response to exercise in diabetic subjects with autonomic neuropathy, J Appl Physiol 1996, 81(5): p.1978–1986.

## 1.4 Otras enfermedades crónicas y trastornos

Los siguientes estudios también muestran respiración pesada en los enfermos con cáncer, EPOC, cirrosis hepática, fibrosis quística, epilepsia, trastorno de pánico, trastorno bipolar, etc.

**Tabla. Ventilación por minuto en pacientes con otras enfermedades crónicas.**

| Condición | Ventilación por minuto | Número de personas | Referencias |
| --- | --- | --- | --- |
| **Respiración normal** | 6 l/min | - | Libro de texto |
| Pacientes saludables | 6-7 l/min | >400 | Resultados de 14 estudios |
| Hipertensión pulmonar | 12 (±2) L/min | 11 | D'Alonzo et al, 1987 |
| Cáncer | 12 (±2) L/min | 40 | Travers et al, 2008 |
| EPOC | 14 (±2) L/min | 12 | Palange et al, 2001 |
| EPOC | 12 (±2) L/min | 10 | Sinderby et al, 2001 |
| EPOC | 14 L/min | 3 | Stulbarg et al, 2001 |
| Apnea del sueño | 15 (±3) L/min | 20 | Radwan et al, 2001 |
| Cirrosis hepática | 11-18 L/min | 24 | Epstein et al, 1998 |
| Hipertiroidismo | 15 (±1) L/min | 42 | Kahaly, 1998 |
| Cirrosis hepática | 15 L/min | 15 | Fauroux et al, 2006 |
| Cirrosis hepática | 10 L/min | 11 | Browning et al, 1990 |
| Cirrosis hepática | 10 L/min | 10 | Ward et al, 1999 |
| CF y la diabetes | 10 L/min | 7 | Ward et al, 1999 |
| Cirrosis hepática | 16 L/min | 7 | Dodd et al, 2006 |
| Cirrosis hepática | 18 L/min | 9 | McKone et al, 2005 |
| Cirrosis hepática | 13 (±2) L/min | 10 | Bell et al, 1996 |
| Cirrosis hepática | 11-14 L/min | 6 | Tepper et al, 1983 |
| epilepsia | 12 L/min | 12 | Esquivel et al, 1991 |
| CHV | 13 (±2) L/min | 134 | Han et al, 1997 |
| Trastorno de pánico | 12 (±5) L/min | 12 | Pain et al, 1991 |
| Trastorno bipolar | 11 (±2) L/min | 16 | MacKinnon et al, 2007 |
| Distrofia miotónica | 16 (±4) L/min | 12 | Clague et al, 1994 |

* Una fila corresponde a una médica estudio / publicación

Hay muchos más estudios publicados que obtienen los mismos resultados:**Los enfermos respiran demasiado.** In fact, De hecho, todos los estudios que he encontrado demostraron la misma conclusión (100% prevalencia de hiperventilación en el enfermo). ¿Por qué es la prueba de la ventilación/minuto hecha con frecuencia en los pacientes del corazón en lugar de, por ejemplo, las personas con cáncer? Los pacientes cardíacos suelen realizar un "test de estrés" y la ventilación/minuto es un parámetro normal a ser encontrado y registrado durante esta prueba. Del mismo modo, los pacientes con EPOC y asma realizan rutinariamente pruebas respiratorias que se publican posteriormente en revistas médicas. Con suerte, una mayor conciencia sobre la importancia de la respiración normal se traducirá en más pruebas respiratorias en relación a los pacientes con cáncer, problemas gastrointestinales, obesidad, trastornos del sistema inmune y otras condiciones crónicas.

**Referencias (en el mismo orden)**

D'Alonzo GE, Gianotti LA, Pohil RL, Reagle RR, DuRee SL, Fuentes F, Dantzker DR, Comparison of progressive exercise performance of normal subjects and patients with primary pulmonary hypertension, Chest 1987 Jul; 92(1): p.57-62.

Travers J, Dudgeon DJ, Amjadi K, McBride I, Dillon K, Laveneziana P, Ofir D, Webb KA, O'Donnell DE, Mechanisms of exertional dyspnea in patients with cancer, J Appl Physiol 2008 Jan; 104(1): p.57-66.

Palange P, Valli G, Onorati P, Antonucci R, Paoletti P, Rosato A, Manfredi F, Serra P, Effect of heliox on lung dynamic hyperinflation, dyspnea, and exercise endurance capacity in COPD patients, J Appl Physiol. 2004 Nov; 97(5): p.1637-1642.

Sinderby C, Spahija J, Beck J, Kaminski D, Yan S, Comtois N, Sliwinski P, Diaphragm activation during exercise in chronic obstructive pulmonary disease, Am J Respir Crit Care Med 2001 Jun; 163(7): 1637-1641.

Stulbarg MS, Winn WR, Kellett LE, Bilateral Carotid Body Resection for the Relief of Dyspnea in Severe Chronic Obstructive Pulmonary Disease, Chest 1989; 95 (5): p.1123-1128.

Radwan L, Maszczyk Z, Koziorowski A, Koziej M, Cieslicki J, Sliwinski P, Zielinski J, Control of breathing in obstructive sleep apnoea and in patients with the overlap syndrome, Eur Respir J. 1995 Apr; 8(4): p.542-545.

Epstein SK, Zilberberg MD; Facoby C, Ciubotaru RL, Kaplan LM, Response to symptom-limited exercise in patients with the hepatopulmonary syndrome, Chest 1998; 114; p. 736-741.

Kahaly GJ, Nieswandt J, Wagner S, Schlegel J, Mohr-Kahaly S, Hommel G, Ineffective cardiorespiratory function in hyperthyroidism, J Clin Endocrinol Metab 1998 Nov; 83(11): p. 4075-4078.

Bell SC, Saunders MJ, Elborn JS, Shale DJ, Resting energy expenditure and oxygen cost of breathing in patients with cystic fibrosis, Thorax 1996 Feb; 51(2): 126-131.

Tepper RS, Skatrud B, Dempsey JA, Ventilation and oxygenation changes during sleep in cystic fibrosis, Chest 1983; 84; p. 388-393.

Esquivel E, Chaussain M, Plouin P, Ponsot G, Arthuis M, Physical exercise and voluntary hyperventilation in childhood absence epilepsy, Electroencephalogr Clin Neurophysiol 1991 Aug; 79(2): p. 127-132.

Han JN, Stegen K, Simkens K, Cauberghs M, Schepers R, Van den Bergh O, Clément J, Van de Woestijne KP, Unsteadiness of breathing in patients with hyperventilation syndrome and anxiety disorders, Eur Respir J 1997; 10: p. 167–176.

Pain MC, Biddle N, Tiller JW, Panic disorder, the ventilatory response to carbon dioxide and respiratory variables, Psychosom Med 1988 Sep-Oct; 50(5): p. 541-548.

MacKinnon DF, Craighead B, Hoehn-Saric R, Carbon dioxide provocation of anxiety and respiratory response in bipolar disorder, J Affect Disord 2007 Apr; 99(1-3): p.45-49.

Clague JE, Carter J, Coakley J, Edwards RH, Calverley PM, Respiratory effort perception at rest and during carbon dioxide rebreathing in patients with dystrophia myotonica, Thorax 1994 Mar; 49(3): p.240-244.

# 2. Parámetros de la respiración normal

## 2.1 Normas fisiológicas

La respiración normal es estrictamente nasal (dentro y fuera), principalmente diafragmática (es decir, abdominal), lenta (en frecuencia) e imperceptible (no hay sentimientos o sensaciones sobre la propia respiración en reposo, véase la explicación más adelante). La norma fisiológica para la ventilación minuto en reposo es de 6 litros de aire por minuto para un hombre de 70 kg (vea referencias de libros de texto a continuación: Guyton, 1984; Ganong, 1995; Straub, 1998; Castro, 2000; etc.). Estos libros de texto médicos también proporcionan los siguientes parámetros de la respiración normal:
- Volumen corriente normal (volumen de aire respirado durante una sola respiración): 500 ml;
- Normal de la frecuencia respiratoria: 12 respiraciones por minuto;

- Inspiración normales: unos 2 segundos;
- Exhalación normal es de 2-3 segundos.

El siguiente gráfico representa el patrón de respiración normal en reposo o la dinámica del volumen de los pulmones como una función del tiempo:

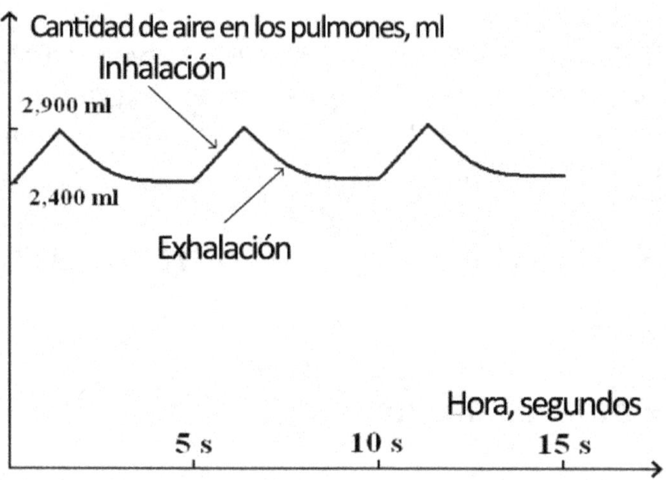


Si una persona con la respiración normal se le pregunta sobre sus sensaciones de respiración, van a testificar que no sienten su respiración. ¿Por que esto? El volumen corriente normal es de sólo 500 ml o alrededor de 0,6 g de aire, que se inhala durante una inspiración. Por lo tanto, la respiración normal es lenta en frecuencia y en amplitud muy pequeña. Las personas enfermas respiran más profundo y más rápido. A menudo sienten movimientos de aire en la nariz, movimientos torácicos y otros efectos relacionados con su respiración profunda y ruidosa. Su respiración profunda reduce la oxigenación del cuerpo y crea hipoxia tisular debido a constricción (baja en

CO2) hipocápnica de los vasos sanguíneos y el efecto Bohr suprimido se discutirá más adelante.

## 2.2 Otros parámetros de la respiración normal

"Si una persona tiene respiración después de una espiración normal, se tarda unos 40 segundos antes de que comience el respirar" (McArdle et al, 2000). Esto indica la oxigenación normal de los tejidos.

La norma médica actual para el contenido de CO2 en los alvéolos de los pulmones y la sangre arterial es 40 mm Hg CO2. Este número se estableció alrededor de hace un siglo por los famosos fisiólogos británicos Charles G. Douglas y John S. Haldane en la Universidad de Oxford. Sus resultados fueron publicados en 1909 en el artículo"The regulation of normal breathing" por el Journal of Physiology (Douglas & Haldane, 1909).

La respiración normal es invisible (no en el pecho o el vientre movimientos) regulares, y inaudible (sin jadeos, sin resuello, sin suspiros, sin bostezo, sin estornudos, sin tos, no hay inhalaciones profundas o exhalaciones).

Con el fin de definir su patrón de respiración, mida su oxigenación del cuerpo o el aliento tiempo de mantenimiento después de su exhalación de costumbre, pero sólo hasta el primer signo de estrés o malestar.

La persona con la respiración normal va a tener unos retención de respiración por unos 40 segundos (o el índice de oxigenación del cuerpo). En el caso de la sobre-respiración crónica, el tiempo de retención de la respiración se hace más corta indicando la reducción de almacenamiento de oxígeno del cuerpo. Vamos a considerar los estudios médicos dedicados a estas pruebas de retención de respiración más tarde.

**Referencias: libros de texto médicos y fisiológicos**

Ganong WF, Review of medical physiology, 15-th ed., 1995, Prentice Hall Int., London.

Guyton AC, Physiology of the human body, 6-th ed., 1984, Suanders College Publ., Philadelphia. McArdle W.D., Katch F.I., Katch V.L., Essentials of exercise physiology (2-nd edition); Lippincott,

Williams and Wilkins, London 2000.

Straub NC, Section V, The Respiratory System, in Physiology, eds. RM Berne & MN Levy, 4-th edition, Mosby, St. Louis, 1998.

Summary of values useful in pulmonary physiology: man. Section: Respiration and Circulation, ed. by P.L. Altman & D.S. Dittmer, 1971, Bethesda, Maryland (Federation of American Societies for Experimental Biology).

## 2.3 Mitos acerca de la respiración y la oxigenación del cuerpo (prevalencia: más del 90%)

**Mito # 1. Mi respiración está bien y sé cómo respirar.**

Menos del 10% de las personas tienen parámetros respiratorios normales y almacenes de oxígeno del cuerpo en estos días. Vamos a considerar 24 estudios respiratorios médicos y fisiológicos realizados sobre temas comunes durante los últimos 80 años. Es un hecho que la norma médica establecida hace un siglo no es una norma más. La gente moderna respiran alrededor de 2 veces más aire de de como respirábamos hace 100 años. Los resultados de hiperventilación en hipoxia tisular y muchas otras anomalías bioquímicas (leer Mito # 3 abajo). Su respiración es normal, si y sólo si tiene la oxigenación normal del cuerpo. ¿Cómo puede comprobarlo? Debe ser capaz de mantener fácilmente su respiración durante al menos 40 segundos después de la exhalación de costumbre y sin estrés al final de la prueba. Este ensayo se describe en detalle más adelante.

**Mito # 2. Más respiración (volumen más profundo y/o mayor) significa una mejor oxigenación cuerpo.**

Hay cero evidencia científica sobre este mito la respiración profunda, pero cientos de estudios publicados han demostrado claramente que la hiperventilación (o respiración más de la pequeña norma médica) reduce el suministro de oxígeno al cerebro, corazón, hígado, riñones, y todos los demás órganos vitales. Sin embargo, en la televisión, la radio, y en situaciones de la vida cotidiana, las personas que tienen poco conocimiento de la fisiología dicen: "Tome una respiración profunda, obtenga más oxígeno", o "Respire profundo para una mejor oxigenación", etc.

**Mito # 3. La respiración está regulada por la falta de oxígeno.**

Si abre cualquier libro de texto médico o fisiológico con la descripción del control de la respiración, encontrará que en condiciones normales, la respiración está regulada por la concentración de CO2 en la sangre arterial y el cerebro. Hagamos lo que hagamos (sentarnos, caminar, comer, correr, dormir, etc.), la concentración de CO2 se mantiene dentro de un rango estrecho (0,1% de precisión) por el centro de la respiración que se encuentra en el bulbo raquídeo del cerebro.

**Mito # 4. El CO2 es un gas venenoso o tóxico y un producto de desecho para eliminar.**

Cuando una persona sana intenta hiperventilar o se ve obligado a respirar profunda y rápida, experimenta "hipocapnia" (deficiencia de CO2) en la sangre y otros fluidos, tejidos y células. Los efectos inmediatos son:

- **Constricción de los vasos sanguíneos** (CO2 es un potente vasodilatador) y la sangre reducida y el suministro de oxígeno al cerebro, el corazón y todos los demás órganos vitales (Esta es la razón por la que es tan fácil de desmayarse después de 2-3 minutos de contundente hiperventilación. Los caballos y los perros murieron en 15-20 minutos, cuando se vieron obligados a hiperventilar por una bomba de aspiración y de escape)

- **El efecto Bohr suprimido** o liberación disminuida de oxígeno por la sangre en los tejidos debido a la misma hipocapnia. Aparte de estos fenómenos, hay muchas otras funciones vitales de CO2 en el cuerpo humano. Mientras tanto, la reducción de la oxigenación del tejido es suficiente para promover el cáncer, enfermedades del corazón, diabetes y muchas otras enfermedades crónicas en caso de hiperventilación.

**Mito # 5. Cuando una persona está sana, pueden sentir cuando respiran.**

Si se les pide a las personas con la respiración normal lo que sienten acerca de su respiración, van a decir que no sienten nada en absoluto (como si estuvieran casi sin respirar). "El hombre perfecto respira como si no respira" Lao-Tzu, circa siglo 4 antes de Cristo. De hecho, si tiene alguna gente sana a tu alrededor y observar su respiración durante 20-30 segundos, no verá ni escuchará nada. La norma médica para respirar (6 l / min) es pequeña.

## Mito # 6. Los enfermos notan cuando su respiración se vuelve anormal.

La prevalencia del 100% de la hiperventilación en reposo para los enfermos en reposo está avalada por más de 20 estudios occidentales publicados sobre las enfermedades del corazón, cáncer, asma, EPOC, diabetes, fibrosis quística, epilepsia, ataques de pánico, la fatiga crónica, y muchas otras condiciones. Estos pacientes enfermos respiran cerca de 2-3 veces más que la norma, y por lo general no se quejan ni siquiera notan que su respiración es pesada o demasiado profunda. ¿Por qué? Dado que el aire es sin peso y los principales músculos respiratorios (diafragma y el pecho) son muy poderosos: podemos bombear 25 veces más aire durante el ejercicio máximo (o cerca de 150 litros de aire en un minuto), lo que requerimos para la respiración normal en reposo (sólo acerca de 6 L / min). Las personas pueden notar que su respiración es pesada durante los ataques al corazón, derrames cerebrales, ataques de asma, o hiperventilación mañana (entre 4 y 7 de la mañana), cuando las personas con enfermedades crónicas son más propensos a morir por episodios agudos provocados por hiperventilación.

Uno puede confirmar fácilmente que la mayoría de sus familiares, amigos y otras personas no creen en estos mitos. Mis observaciones (alrededor del 90% la prevalencia de estos mitos entre la población en general) se basan en conversaciones con miles de personas.

## 2.4 ¿Las personas sanas modernas también hiperventilan?

Vemos que, de acuerdo con estos 14 estudios médicos recientes, las personas sanas todavía respiran poco.

| Condición | Ventilación por minuto | N. de pacientes | Referencias |
|---|---|---|---|
| Respiración normal | 6 l/min | - | Textos médicos |
| Pacienes saludables | 7.7 +- 0.3 l/min | 19 | Douglas et al, 1982 |
| Hombres saludables | 8.4 +- 1.3 l/min | 10 | Burki, 1984 |
| Hombres saludables | 6.3 l/min | 10 | Smits et al, 1987 |
| Hombres saludables | 6.1 +-1.4 l/min | 6 | Fuller et al, 1987 |
| Pacienes saludables | 6.1 +- 0.9 l/min | 9 | Tanaka et al, 1988 |
| Pacienes saludables | 7.0 +- 1.0 l/min | 10 | Turley et al, 1993 |
| Pacienes saludables | 6.6 +- 0.6 l/min | 10 | Bengtsson et al, 1994 |
| Pacienes saludables | 7.0 +-1.2 l/min | 12 | Sherman et al, 1996 |
| Pacienes saludables | 7.0+-1.2 l/min | 10 | Bell et al, 1996 |
| Pacienes saludables | 6 +- 1 l/min | 7 | Parreira et al, 1997 |
| Pacienes saludables | 7.0 +- 1.1 l/min | 14 | Mancini et al, 1999 |
| Pacienes saludables | 6.6 +- 1.1 l/min | 40 | Pinna et al, 2006 |
| Pacienes saludables | 6.7 +- 0.5 l/min | 17 | Pathak et al, 2006 |
| Pacienes saludables | 6.7 +- 0.3 l/min | 14 | Gujic et al, 2007 |

**Tabla. Ventilación minuto en reposo en sujetos sanos**

**Referencias para la Tabla (en el mismo orden)**

Douglas NJ, White DP, Pickett CK, Weil JV, Zwillich CW, Respiration during sleep in normal man, Thorax. 1982 Nov; 37(11): p.840-844.

Burki NK, Ventilatory effects of doxapram in conscious human subjects, Chest 1984 May; 85(5): p.600-604.

Smits P, Schouten J, Thien T, Respiratory stimulant effects of adenosine in man after caffeine and enprofylline, Br J Clin Pharmacol. 1987 Dec; 24(6): p.816-819.

Fuller RW, Maxwell DL, Conradson TB, Dixon CM, Barnes PJ, Circulatory and respiratory effects of infused adenosine in conscious man, Br J Clin Pharmacol 1987 Sep; 24(3): p.306-317.

Tanaka Y, Morikawa T, Honda Y, An assessment of nasal functions in control of breathing, J of Appl Physiol 1988, 65 (4); p.1520-1524.

Turley KR, McBride PJ, Wilmore LH, Resting metabolic rate measured after subjects spent the night at home vs at a clinic, Am J of Clin Nutr 1993, 58, p.141-144.

Bengtsson J, Bengtsson A, Stenqvist O, Bengtsson JP, Effects of hyperventilation on the inspiratory to end- tidal oxygen difference, British J of Anaesthesia 1994; 73: p. 140-144.

Sherman MS, Lang DM, Matityahu A, Campbell D, Theophylline improves measurements of respiratory muscle efficiency, Chest 1996 Dec; 110(6): p. 437-414.

Bell SC, Saunders MJ, Elborn JS, Shale DJ, Resting energy expenditure and oxygen cost of breathing in patients with cystic fibrosis, Thorax 1996 Feb; 51(2): 126-131.

Parreira VF, Delguste P, Jounieaux V, Aubert G, Dury M, Rodenstein DO, Effectiveness of controlled and spontaneous modes in nasal two-level positive pressure ventilation in awake and asleep normal subjects, Chest 1997 Nov 5; 112(5): p.1267-1277.

Mancini M, Filippelli M, Seghieri G, Iandelli I, Innocenti F, Duranti R, Scano G, Respiratory Muscle Function and Hypoxic Ventilatory Control in Patients With Type I Diabetes, Chest 1999; 115; p.1553-1562.

Pinna GD, Maestri R, La Rovere MT, Gobbi E, Fanfulla F, Effect of paced breathing on ventilatory and cardiovascular variability parameters during short-term investigations of autonomic function, Am J Physiol Heart Circ Physiol. 2006 Jan; 290(1): p.H424-433.

Pathak A, Velez-Roa S, Xhaët O, Najem B, van de Borne P, Dose-dependent effect of dobutamine on chemoreflex activity in healthy volunteers, Br J Clin Pharmacol. 2006 Sep; 62(3): p.272-279.

Gujic M, Houssière A, Xhaët O, Argacha JF, Denewet N, Noseda A, Jespers P, Melot C, Naeije R, van de Borne P, Does endothelin play a role in chemoreception during acute hypoxia in normal men? Chest. 2007 May; 131(5): p.1467-1472.

# 2.5 ¿Qué pasa con los cambios históricos en la respiración de la gente común?

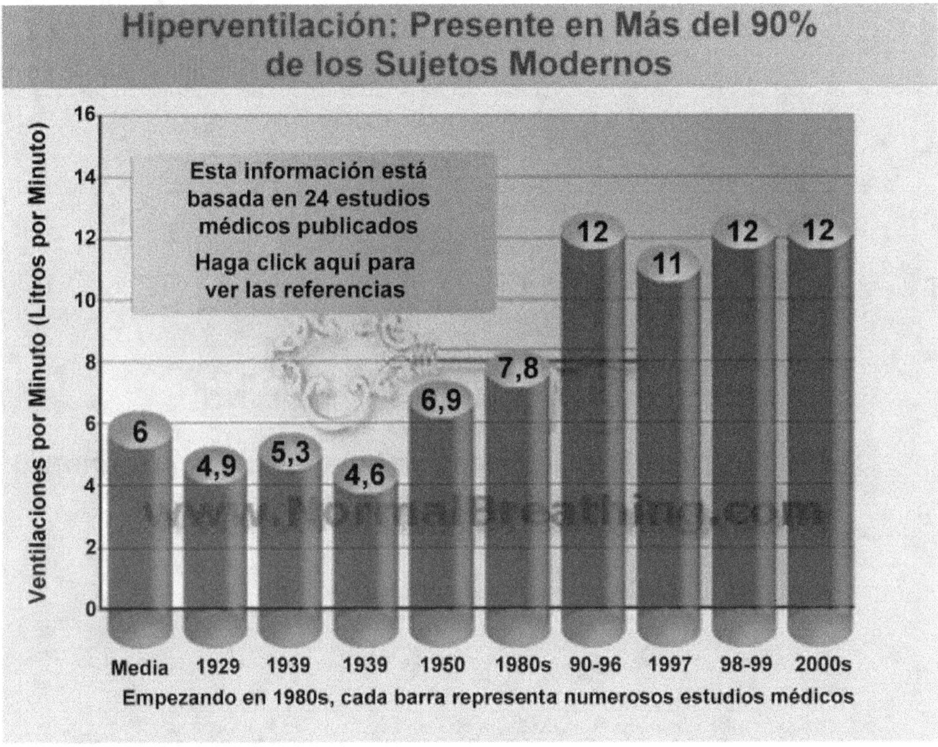



La siguiente tabla representa los resultados de 24 estudios de medicina (desde 1929 hasta 2007). Se nos dice que antes de la segunda guerra mundial las tasas de respiración de la gente común eran incluso menos de lo normal. Durante las dos últimas décadas la gente común respiraban alrededor de 2 veces más aire que la norma médica.

| Condición | Ventilación por minuto | Edad | N. de pacientes | Referencias |
|---|---|---|---|---|
| Los sujetos sanos | 6-7 L/min | - | >400 | Resultados de 14 estudios |
| La respiración normal | 6 | - | - | Libros médicos |
| Los sujetos normales | 4.9 | - | 5 | Griffith et al, 1929 |
| machos normales | 5.3+-0.1 | 27-43 | 46 | Shock et al, 1939 |
| hembras normales | 4.6+-0.1 | 27-43 | 40 | Shock et al, 1939 |
| Los sujetos normales | 6.9+-0.9 | - | 100 | Matheson et al, 1950 |
| Los sujetos normales | 9.1+-4.5 | 31+-7 | 11 | Kassabian et al, 1982 |
| Los sujetos normales | 8.1+-2.1 | 42+-14 | 11 | D'Alonzo et al, 1987 |
| Los sujetos normales | 6.3+-2.2 | - | 12 | Pain et al, 1988 |
| machos normales | 13+-3 | 40 (av.) | 12 | Clague et al, 1994 |
| Los sujetos normales | 9.2+-2.5 | 34+-7 | 13 | Radwan et al, 1995 |
| Los sujetos normales | 15+-4 | 28-34 | 12 | Dahan et al, 1995 |
| Los sujetos normales | 12+-4 | 55+-10 | 43 | Clark et al, 1995 |
| Los sujetos normales | 12+-2 | 41+-2 | 10 | Tantucci et al, 1996 |
| Los sujetos normales * | 11+-3 | 53+-11 | 24 | Clark et al, 1997 |

## Tabla. Los cambios históricos en la ventilación por minuto en reposo para los sujetos normales

| Condición | Ventilación por minuto | Edad | N. de pacientes | Referencias |
|---|---|---|---|---|
| Los sujetos normales | 8.1+-0.4 | 34+-2 | 63 | Meessen et al, 1997 |
| hembras normales | 9.9 | 20-28 | 23 | Han et al, 1997 |
| machos normales | 15 | 20-28 | 47 | Han et al, 1997 |
| hembras normales | 10 | 29-60 | 42 | Han et al, 1997 |
| machos normales | 11 | 29-62 | 42 | Han et al, 1997 |
| Los sujetos normales | 13+-3 | 36+-6 | 10 | Tantucci et al, 1997 |
| Los sujetos normales | 12+-1 | 65+-2 | 10 | Epstein et al, 1996 |
| Los sujetos normales | 12+-1 | Dec-69 | 20 | Bowler et al, 1998 |
| Los sujetos normales | 10+-6 | 39+-4 | 20 | DeLorey et al, 1999 |
| Ancianos normales | 12+-4 | 70+-3 | 14 | DeLorey et al, 1999 |
| Normal ancianos * | 14+-3 | 88+-2 | 11 | DeLorey et al, 1999 |
| Los sujetos normales | 17+-1 | 41+-2 | 15 | Tantucci et al, 2001 |
| Los sujetos normales | 10+-0.5 | - | 10 | Bell et al, 2005 |
| Los sujetos normales | 8.5+-1.2 | 30+-8 | 69 | Narkiewicz, 2006 |
| hembras normales | 10+-0.4 | - | 11 | Ahuja et al, 2007 |
| Los sujetos normales | 12+-2 | 62+-2 | 20 | Travers et al, 2008 |

* Cuando el peso medio de los sujetos fue significativamente diferente de 70 kg, la ventilación minuto se ajustó al peso normal (70 kg) de valor.

Tenga en cuenta que los resultados son inconsistentes ya que no existe una definición estricta de temas de "control" o "normales" en la investigación médica. Considere un estudio médico con un grupo de los asmáticos. Si los organizadores del estudio quieren ver los efectos de algún medicamento o tratamiento en estos pacientes asmáticos, los investigadores también pueden seleccionar un grupo de sujetos de control para la comparación. Estos sujetos de "control" deben ser libres de asma o deben estar libres de cualquier problema de salud graves y síntomas.

**Referencias en la Tabla (en el mismo orden)**

Griffith FR, Pucher GW, Brownell KA, Klein JD, Carmer ME, Studies in human physiology. IV. Vital capacity, respiratory rate and volume, and composition of the expired air. Am. J. Physiol 1929, vol. 89, p. 555.

Shock NW, Soley MH, Average Values for Basal Respiratory Functions in Adolescents and Adults, J. Nutrition, 1939, 18, p. 143.

Matheson HW, Gray JS, Ventilatory function tests. III Resting ventilation, metabolism, and derived measures, J Clin Invest 1950 June; 29(6): p. 688–692.

Kassabian J, Miller KD, Lavietes MH, Respiratory center output and ventilatory timing in patients with acute airway (asthma) and alveolar (pneumonia) disease, Chest 1982 May; 81(5): p.536-543.

D'Alonzo GE, Gianotti LA, Pohil RL, Reagle RR, DuRee SL, Fuentes F, Dantzker DR, Comparison of progressive exercise performance of normal subjects and patients with primary pulmonary hypertension, Chest 1987 Jul; 92(1): p.57-62.

Pain MC, Biddle N, Tiller JW, Panic disorder, the ventilatory response to carbon dioxide and respiratory variables, Psychosom Med 1988 Sep-Oct; 50(5): p. 541-548.

Clague JE, Carter J, Coakley J, Edwards RH, Calverley PM, Respiratory effort perception at rest and during carbon dioxide rebreathing in patients with dystrophia myotonica, Thorax 1994 Mar; 49(3): p.240-244.

Radwan L, Maszczyk Z, Koziorowski A, Koziej M, Cieslicki J, Sliwinski P, Zielinski J, Control of breathing in obstructive sleep apnoea and in patients with the overlap syndrome, Eur Respir J. 1995 Apr; 8(4): p.542-545.

Dahan A, van den Elsen MJ, Berkenbosch A, DeGoede J, Olievier IC, van Kleef JW, Halothane affects ventilatory afterdischarge in humans, Br J Anaesth 1995 May; 74(5): p.544-548.

Clark AL, Chua TP, Coats AJ, Anatomical dead space, ventilatory pattern, and exercise capacity in chronic heart failure, Br Heart J 1995 Oct; 74(4): p. 377-380.

Tantucci C, Bottini P, Dottorini ML, Puxeddu E, Casucci G, Scionti L, Sorbini CA, Ventilatory response to exercise in diabetic subjects with autonomic neuropathy, J Appl Physiol 1996, 81(5): p.1978–1986.

Clark AL, Volterrani M, Swan JW, Coats AJS, The increased ventilatory response to exercise in chronic heart failure: relation to pulmonary pathology, Heart 1997; 77: p.138-146.

Meessen NE, van der Grinten CP, Luijendijk SC, Folgering HT, Breathing pattern during bronchial challenge in humans, Eur Respir J 1997 May; 10(5): p.1059-1063.

Han JN, Stegen K, Simkens K, Cauberghs M, Schepers R, Van den Bergh O, Clément J, Van de Woestijne KP, Unsteadiness of breathing in patients with hyperventilation syndrome and anxiety disorders, Eur Respir J 1997; 10: p. 167–176.

Tantucci C, Scionti L, Bottini P, Dottorini ML, Puxeddu E, Casucci G, Sorbini CA, Influence of autonomic neuropathy of different severities on the hypercapnic drive to breathing in diabetic patients, Chest. 1997 Jul; 112(1): 145-153.

Epstein SK, Zilberberg MD; Facoby C, Ciubotaru RL, Kaplan LM, Response to symptom-limited exercise in patients with the hepatopulmonary syndrome, Chest 1998; 114; p. 736-741.

Bowler SD, Green A, Mitchell CA, Buteyko breathing techniques in asthma: a blinded randomised controlled trial, Med J of Australia 1998; 169: p. 575-578.

DeLorey DS, Babb TG, Progressive mechanical ventilatory constraints with aging, Am J Respir Crit Care Med 1999 Jul; 160(1): p.169-177.

Tantucci C, Bottini P, Fiorani C, Dottorini ML, Santeusanio F, Provinciali L, Sorbini CA, Casucci G, Cerebrovascular reactivity and hypercapnic respiratory drive in diabetic autonomic neuropathy, J Appl Physiol 2001, 90: p. 889–896.

Bell HJ, Feenstra W, Duffin J, The initial phase of exercise hyperpnoea in humans is depressed during a cognitive task, Experimental Physiology 2005 May; 90(3): p.357-365.

Narkiewicz K, van de Borne P, Montano N, Hering D, Kara T, Somers VK, Sympathetic neural outflow and chemoreflex sensitivity are related to spontaneous breathing rate in normal men, Hypertension 2006 Jan; 47(1): p.51-55.

Ahuja D, Mateika JH, Diamond MP, Badr MS, Ventilatory sensitivity to carbon dioxide before and after episodic hypoxia in women treated with testosterone, J Appl Physiol. 2007 May; 102(5): p.1832-1838.

Travers J, Dudgeon DJ, Amjadi K, McBride I, Dillon K, Laveneziana P, Ofir D, Webb KA, O'Donnell DE, Mechanisms of exertional dyspnea in patients with cancer, J Appl Physiol 2008 Jan; 104(1): p.57-66.

# 3. Efectos de hiperventilación (hiperventilación)

## 3.1 La hipocapnia (o deficiencia de CO2 en la sangre y las células)

Cuando una persona comienza a hiperventilar (respirar más aire por minuto), la oxigenación de la sangre en los pulmones tiene un aumento insignificante. ¿Por qué? Durante las células normales de hemoglobina respiración de la sangre arterial tienen 98 a 99% de saturación de O2. Por lo tanto, más respiración no puede aumentar la oxigenación de sangre a cualquier grado significativo.

Si una persona sana comienza a respirar con mayor o más profundo, ¿cuáles son los otros efectos?
- Más dióxido de carbono se elimina de los pulmones con cada respiración y por lo tanto el nivel de $CO_2$ en los pulmones disminuye inmediatamente
- En 1-2 minutos, el nivel de $CO_2$ cae por debajo de los niveles normales en toda la sangre debido a su circulación
- En 3-5 minutos, debido a la difusión de $CO_2$, la mayoría de las células del cuerpo (incluidos los órganos y músculos vitales) experiencia redujeron las concentraciones de $CO_2$
- En 15-20 minutos, el nivel de $CO_2$ en el cerebro está por debajo de la norma debido a una velocidad de difusión más lenta.

## 3.2 La vasoconstricción

Como encontraron estudios fisiológicos independientes, la hipocapnia (concentración de $CO_2$ baja en la sangre arterial) con disminución de la perfusión de los órganos siguientes:
- Cerebro (Fortune et al, 1995; Karlsson et al, 1994; Liem et al, 1995; Macey et al, 2007; Santiago & Edelman, 1986; Starling & Evans, 1968; Tsuda et al, 1987)
- croazón (Coetzee et al, 1984; Foëx et al, 1979; Karlsson et al, 1994; Okazaki et al, 1991; Okazaki et al, 1992; Wexels et al, 1985)
- hígado (Dutton et al, 1976; Fujita et al, 1989; Hughes et al, 1979; Okazaki, 1989)
- riñones (Karlsson et al, 1994; Okazaki, 1989)
- bazo (Karlsson et al, 1994)
- colon (Gilmour et al, 1980).

Algunos resúmenes de estos estudios se proporcionan en la parte inferior de esta página.

¿Cuál es el mecanismo fisiológico de la reducción del flujo sanguíneo a los órganos vitales? El CO2 es un dilatador de los vasos sanguíneos (arterias y arteriolas). Las arterias y arteriolas tienen sus propios músculos lisos diminutos que puede constreñir o dilatar en función de las concentraciones de CO2. Cuando respiramos más, el nivel de CO2 en la sangre disminuye arterial, los vasos sanguíneos se contraen y los órganos vitales (como el cerebro, el corazón, los riñones, el hígado, el estómago, el bazo, el colon, etc.) reciben menos irrigación sanguínea.

¿Hay efectos sistémicos relacionados? El estado de estos vasos sanguíneos (arterias y arteriolas) define la resistencia total al flujo de sangre sistémica en el cuerpo humano. Por lo tanto, la hipocapnia aumenta la tensión en el corazón. Por lo tanto, la respiración directamente participa en la regulación de la frecuencia cardíaca. El padre de la fisiología cardiorrespiratoria, Yale University Profesor Yandell Henderson (1873-1944), investigó este efecto hace aproximadamente un siglo.

Entre sus numerosos estudios fisiológicos, realizó experimentos con perros anestesiados con ventilación mecánica. Los resultados se describen en la publicación *"Acapnia and shock. - I. Carbon dioxide as a factor in the regulation of the heart rate"*En este artículo, publicado en 1908 en el American Journal of Physiology, escribió"*...estábamos capacitados para regular el corazón a cualquier velocidad deseada de 40 o menos, hasta 200 o más pulsaciones por minuto. El método es muy simple . Dependía de la manipulación de la*

*mano de fuelle con el que se administró la respiración artificial ...*
*A medida que la ventilación pulmonar aumenta o disminuye la*
*frecuencia cardíaca fue correspondientemente acelerado o*
*retardado"* (p.127, Henderson, 1908).

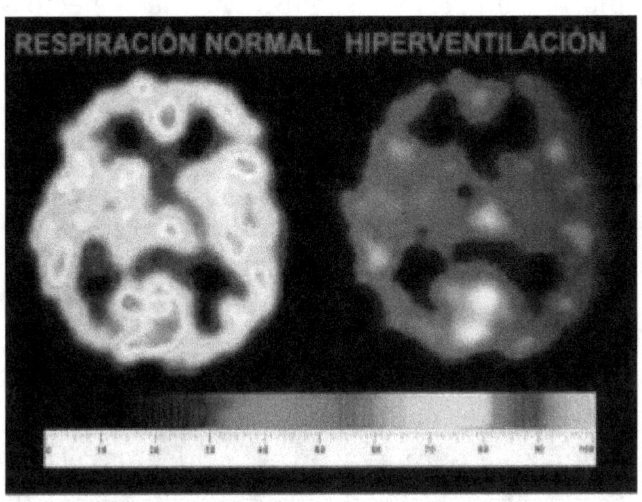



Efectos tras 1 minuto de hiperventilación
voluntaria en los niveles de oxigeno del cerebro
(vasoconstricción debido a una falta de CO2)

## Otras observaciones médicas

Imaginemos que una persona en reposo empieza a
hiperventilar o respirar muy fuerte y rápido. ¿Qué pasaría? La
persona se siente mareado y podría desmayarse o perder el
conocimiento. ¿Por qué? No puede ser debido a un exceso de
oxígeno, ya que su sangre está casi totalmente saturada con O2
con la respiración muy superficial (o normal) en reposo. Esta
exploración muestra la oxigenación cerebral en dos
condiciones: la respiración normal y después de 1 minuto de la
hiperventilación. El color rojo representa el O2, el azul más

oscuro lo menos. Oxigenación del cerebro por hiperventilación se reduce en un 40% (Litchfield, 2003).

Este resultado es citado en muchos libros de texto médicos (por ejemplo, Starling & Evans, 1968) ya que el efecto está bien documentado y se ha confirmado por docenas de experimentos profesional. De acuerdo con el Manual de Fisiología (Santiago & Edelman, 1986), el flujo sanguíneo cerebral disminuye 2% por cada disminución mm Hg en la presión de CO2. ¿Por qué?

**Sea observador.** Cuando consiga un pequeño corte sangrado o una herida, deliberadamente hiperventile y vea si eso puede ayudar a detener el sangrado. Deberá suceder. Como alternativa, realice la respiración cómoda sujeción y respirar menos y acumule CO2. ¿Qué pasaría con el sangrado? (Se debe aumentar.) Ahora ya sabes qué hacer después de cirugías dentales, traumas cerebrales, y otros accidentes relacionados con el sangrado. Es natural para los seres humanos y otros animales a respirar fuertemente en tales condiciones. Por lo tanto, la hiperventilación puede salvar la vida en casos de hemorragia grave.

¿Por qué la naturaleza nos proporcionó esta reacción fisiológica: la vasoconstricción debido a la hiperventilación? La respiración está estrechamente relacionada con el flujo de sangre a todos los órganos vitales, la sensibilidad del sistema inmune, la permeabilidad de las membranas celulares, y muchas otras funciones. Tan pronto como los órganos vitales (cerebro, el corazón, el estómago, los riñones, el hígado, etc.) están bajo estrés (química, viral, bacteriológica, etc.), o inflamación o lesión, la respiración se vuelve más pesada.

Eso ayuda a prevenir:
- Sangrado excesivo (como en los casos de lesiones abiertas,
cortes, contusiones, etc.)
- Propagación rápida de las infecciones bacterianas y virales
- Cantidades excesivas de productos tóxicos en la sangre de
heridos, infectados o tejidos contaminados
- Daños en los órganos vitales de limpieza (por ejemplo, el
hígado y los riñones), debido a su posible sobrecarga tóxica.

Todos estos efectos preventivos pueden salvar la vida del
organismo en el corto plazo. Al mismo tiempo, no es normal
para estar en un estado de estrés (hiperventilación crónica)
todo el tiempo. Nuestra respiración, si no hay emergencia, debe
ser normal.

## Referencias

Coetzee A, Holland D, Foëx P, Ryder A, Jones L, The effect of
hypocapnia on coronary blood flow and myocardial function in
the dog, Anesthesia and Analgesia 1984 Nov; 63(11): p. 991-
997.

Dutton R, Levitzky M, Berkman R, Carbon dioxide and liver
blood flow, Bull Eur Physiopathol Respir. 1976 Mar-Apr; 12(2):
p. 265-273.

Gilmour DG, Douglas IH, Aitkenhead AR, Hothersall AP, Horton
PW, Ledingham IM, Colon blood flow in the dog: effects of
changes in arterial carbon dioxide tension, Cardiovasc Res
1980 Jan; 14(1): 11-20.

Foëx P, Ryder WA, Effect of CO2 on the systemic and coronary circulations and on coronary sinus blood gas tensions, Bull Eur Physiopathol Respir 1979 Jul-Aug; 15(4): p.625-638.

Fortune JB, Feustel PJ, deLuna C, Graca L, Hasselbarth J, Kupinski AM, Cerebral blood flow and blood volume in response to O2 and CO2 changes in normal humans, J Trauma. 1995 Sep; 39(3): p. 463-471. Fujita Y, Sakai T, Ohsumi A, Takaori M, Effects of hypocapnia and hypercapnia on splanchnic circulation and hepatic function in the beagle, Anesthesia and Analgesia 1989 Aug; 69(2): p. 152-157.

Hashimoto K, Okazaki K, Okutsu Y, The effects of hypocapnia and hypercapnia on tissue surface PO2 in hemorrhaged dogs [Article in Japanese], Masui 1989 Oct; 38(10): p. 1271-1274.

Henderson Y, Acapnia and shock. - I. Carbon dioxide as a factor in the regulation of the heart rate, American Journal of Physiology 1908, 21: p. 126-156.

Hughes RL, Mathie RT, Fitch W, Campbell D, Liver blood flow and oxygen consumption during hypocapnia and IPPV in the greyhound, J Appl Physiol. 1979 Aug; 47(2): p. 290-295.

Karlsson T, Stjernström EL, Stjernström H, Norlén K, Wiklund L, Central and regional blood flow during hyperventilation. An experimental study in the pig, Acta Anaesthesiol Scand. 1994 Feb; 38(2): p.180-186. Liem KD, Kollée LA, Hopman JC, De Haan AF, Oeseburg B, The influence of arterial carbon dioxide on cerebral oxygenation and haemodynamics during ECMO in normoxaemic and hypoxaemic piglets, Acta Anaesthesiol Scand Suppl. 1995; 107: p.157-164.

Litchfield PM, A brief overview of the chemistry of respiration and the breathing heart wave, California Biofeedback, 2003 Spring, 19(1).

Macey PM, Woo MA, Harper RM, Hyperoxic brain effects are normalized by addition of CO2, PLoS Med. 2007 May; 4(5): p. e173.

McArdle WD, Katch FI, Katch VL, Essentials of exercise physiology (2-nd edition); Lippincott, Williams and Wilkins, London 2000.

Okazaki K, Okutsu Y, Fukunaga A, Effect of carbon dioxide (hypocapnia and hypercapnia) on tissue blood flow and oxygenation of liver, kidneys and skeletal muscle in the dog, Masui 1989 Apr, 38 (4): p. 457-464. Okazaki K, Hashimoto K, Okutsu Y, Okumura F, Effect of arterial carbon dioxide tension on regional myocardial tissue oxygen tension in the dog [Article in Japanese], Masui 1991 Nov; 40(11): p. 1620-1624. Okazaki K, Hashimoto K, Okutsu Y, Okumura F, Effect of carbon dioxide (hypocapnia and hypercapnia) on regional myocardial tissue oxygen tension in dogs with coronary stenosis [Article in Japanese], Masui 1992 Feb; 41(2): p. 221-224.

Santiago TV & Edelman NH, Brain blood flow and control of breathing, in Handbook of Physiology, Section 3: The respiratory system, vol. II, ed. by AP Fishman. American Physiological Society, Betheda, Maryland, 1986, p. 163-179.

Starling E & Lovatt EC, Principles of human physiology, 14-th ed., 1968, Lea & Febiger, Philadelphia. Tsuda Y, Kimura K, Yoneda S, Hartmann A, Etani H, Hashikawa K, Kamada T, Effect of hypocapnia on cerebral oxygen metabolism and blood flow

in ischemic cerebrovascular disorders, Eur Neurol. 1987;
27(3): p.155-163.

Wexels JC, Myhre ES, Mjøs OD, Effects of carbon dioxide and pH
on myocardial blood-flow and metabolism in the dog, Clin
Physiol. 1985 Dec; 5(6): p.575-588.

## 3.3 El efecto Bohr suprimido

¿Por qué las células de hemoglobina de la sangre arterial
liberan oxígeno en los tejidos, no en las arterias o arteriolas, o
venas? ¿Por qué es más oxígeno liberado en los tejidos del
cuerpo humano que producen más energía? Estos procesos
dependen de contenido local de CO2 debido a la ley de Bohr (o
efecto Bohr). El efecto fue descrito por primera vez en 1904
por el fisiólogo danés Christian Bohr (padre del famoso físico
Niels Bohr). Afirmó que a mayor contenido de CO2 en los
tejidos (más ambiente ácido), la hemoglobina se unirá al
oxígeno con menos afinidad. Por lo tanto, aquellos tejidos que
generan más CO2 recibirá más oxígeno de la sangre.

Hay muchas investigaciones profesionales modernas dedicadas
a diversos aspectos de este efecto (e.g., Braumann et al, 1982;
Böning et al, 1975; Bucci et al, 1985; Carter et al, 1985; diBella
et al, 1986; Dzhagarov et al, 1996; Grant et al, 1982; Grubb et
al, 1979; Gersonde et al, 1986; Hlastala & Woodson, 1983;
Jensen, 2004; Kister et al, 1988; Kobayashi et al, 1989;
Lapennas, 1983; Matthew et al, 1979; Meyer et al, 1978;
Tyuma, 1984; Winslow et al, 1985).

La hiperventilación o tensión reducida del tejido CO2 conduce a
la liberación obstruida de oxígeno y reducción de la tensión de
oxígeno en los tejidos (Aarnoudse et al, 1981; Monday &

Tétreault, 1980; Gottstein et al, 1976). A fin de mejorar la liberación de oxígeno por las células rojas de la sangre, se requiere más CO2 en las células y todo el cuerpo. Por lo tanto, debemos aprender a respirar menos para una mejor oxigenación del cuerpo.

## Referencias

Aarnoudse JG, Oeseburg B, Kwant G, Zwart A, Zijlstra WG, Huisjes HJ, Influence of variations in pH and PCO2 on scalp tissue oxygen tension and carotid arterial oxygen tension in the fetal lamb, Biol Neonate 1981; 40(5-6): p. 252-263.

Braumann KM, Böning D, Trost F, Bohr effect and slope of the oxygen dissociation curve after physical training, J Appl Physiol. 1982 Jun; 52(6): p. 1524-1529.

Böning D, Schwiegart U, Tibes U, Hemmer B, Influences of exercise and endurance training on the oxygen dissociation curve of blood under in vivo and in vitro conditions, Eur J Appl Physiol Occup Physiol. 1975; 34(1): p. 1-10.

Bucci E, Fronticelli C, Anion Bohr effect of human hemoglobin, Biochemistry. 1985 Jan 15; 24(2): p. 371-376.

Carter AM, Grønlund J, Contribution of the Bohr effect to the fall in fetal PO2 caused by maternal alkalosis, J Perinat Med. 1985; 13(4): p.185-191.

diBella G, Scandariato G, Suriano O, Rizzo A, Oxygen affinity and Bohr effect responses to 2,3- diphosphoglycerate in equine and human blood, Res Vet Sci. 1996 May; 60(3): p. 272-275.

Dzhagarov BM, Kruk NN, The alkaline Bohr effect: regulation ofthnded hemoglobin Hb(O2)3 [Article in Russian] Biofizika. 1996 May-Jun; 41(3): p. 606-612.

Gersonde K, Sick H, Overkamp M, Smith KM, Parish DW, Bohr effect in monomeric insect haemoglobins controlled by O2 off-rate and modulated by haem-rotational disorder, Eur J Biochem. 1986 Jun 2; 157(2): p. 393-404.

Grant BJ, Influence of Bohr-Haldane effect on steady-state gas exchange, J Appl Physiol. 1982 May; 52(5): p. 1330-1337.

Grubb B, Jones JH, Schmidt-Nielsen K, Avian cerebral blood flow: influence of the Bohr effect on oxygen supply, Am J Physiol. 1979 May; 236(5): p. H744-749.

Gottstein U, Zahn U, Held K, Gabriel FH, Textor T, Berghoff W, Effect of hyperventilation on cerebral blood flow and metabolism in man; continuous monitoring of arterio-cerebral venous glucose differences (author's transl) [Article in German], Klin Wochenschr. 1976 Apr 15; 54(8): p. 373-381.

Hlastala MP, Woodson RD, Bohr effect data for blood gas calculations, J Appl Physiol. 1983 Sep; 55(3): p. 1002-1007.

Jensen FB, Red blood cell pH, the Bohr effect, and other oxygenation-linked phenomena in blood O2 and CO2 transport, Acta Physiol Scand. 2004 Nov; 182(3): p. 215-227.

Kister J, Marden MC, Bohn B, Poyart C, Functional properties of hemoglobin in human red cells: II. Determination of the Bohr effect, Respir Physiol. 1988 Sep; 73(3): p. 363-378.

Kobayashi H, Pelster B, Piiper J, Scheid P, Significance of the Bohr effect for tissue oxygenation in a model with counter-current blood flow, Respir Physiol. 1989 Jun; 76(3): p. 277-288.

Lapennas GN, The magnitude of the Bohr coefficient: optimal for oxygen delivery, Respir Physiol. 1983 Nov; 54(2): p.161-172.

Matthew JB, Hanania GI, Gurd FR, Electrostatic effects in hemoglobin: Bohr effect and ionic strength dependence of individual groups, Biochemistry. 1979 May 15; 18(10): p.1928-1936.

Meyer M, Holle JP, Scheid P, Bohr effect induced by CO2 and fixed acid at various levels of O2 saturation in duck blood, Pflugers Arch. 1978 Sep 29; 376(3): p. 237-240.

Monday LA, Tétreault L, Hyperventilation and vertigo, Laryngoscope 1980 Jun; 90(6 Pt 1): p.1003-1010. Tyuma I, The Bohr effect and the Haldane effect in human hemoglobin, Jpn J Physiol. 1984; 34(2): p.205-216.

Winslow RM, Monge C, Winslow NJ, Gibson CG, Whittembury J, Normal whole blood Bohr effect in Peruvian natives of high altitude, Respir Physiol. 1985 Aug; 61(2): p. 197-208.

## 3.4 Menos oxígeno para las células

Resumiendo estas leyes y hechos fisiológicos, podemos concluir:

1. La hiperventilación no puede aumentar el contenido de O2 en la sangre arterial en un grado significativo (saturación de hemoglobina normal es de aproximadamente 98%), pero reduce las concentraciones de CO2 en todas las células y la sangre.

2. La hipocapnia (o deficiencia de CO2) conduce a la constricción de los vasos sanguíneos y que reduce el suministro de sangre a los órganos vitales del cuerpo humano.

3. La hipocapnia (o deficiencia de CO2) también lleva a efecto Bohr suprimido que causa una mayor reducción en el suministro de oxígeno celular.

**Por lo tanto, cuanto más se respira, se proporciona menos oxígeno para los órganos vitales.**

Los efectos discutidos de la deficiencia de CO2 (hiperventilación) en la circulación sanguínea y el transporte de oxígeno se resumen en los gráficos de la página siguiente.

## Intercambios normales de gas

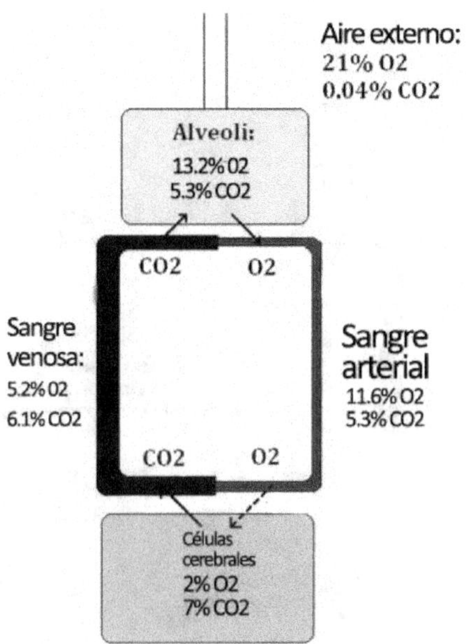

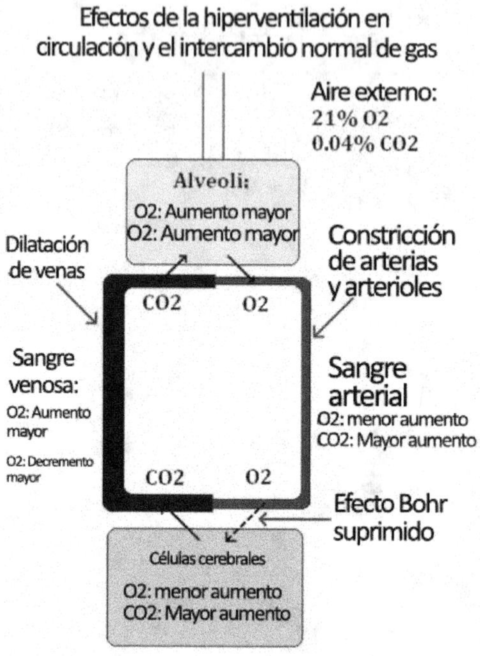



## 3.5 Otras anomalías relacionadas con hipocapnia

Entre otros efectos de la deficiencia de CO2 son:
- La excitabilidad anormal y la irritabilidad de las células nerviosas (e.g., Brown, 1953; Krnjevic, 1965; Balestrino & Somjen, 1988; Huttunen et al, 1999)
- Estado irritable de los músculos (tensión muscular) (Brown, 1953; Hudlicka, 1973)
- Broncoconstricción (o reducido diámetro de las vías respiratorias causando sibilancias y sensación de falta de aire y la asfixia)(Sterling, 1968)
- Anomalías con los iones en el plasma sanguíneo y otros fluidos corporales (Carryer, 1947)

- Innumerables anomalías en reacciones químicas que implican la síntesis de los aminoácidos, lípidos (grasas), carbohidratos, hormonas, mensajeros, las células del sistema inmunológico, etc.

Dr. Brown en su artículo "Physiological effects of hyperventilation" analizó casi 300 estudios profesionales y afirmó, "Los estudios diseñados para determinar los efectos producidos por la hiperventilación en los nervios y los músculos han sido consistentes en su conclusión sobre el aumento de la irritabilidad" (Brown, 1953).

Otros autores (Balestrino & Somjen, 1988; Huttunen et al, 1999) también concluyeron que el aumento de la presión CO2 generalmente reduce la excitabilidad cortical, mientras que la hiperventilación "conduce a la activación espontánea y asíncrona de las neuronas corticales" (Huttunen et. al., 1999).

## Referencias


Balestrino M, Somjen GG, Concentration of carbon dioxide, interstitial pH and synaptic transmission in hippocampal formation of the rat, J Physiol 1988, 396: p. 247-266.

Brown EB, Physiological effects of hyperventilation, Physiol Reviews 1953 Oct, 33 (4): p. 445-471.

Carryer HM, Hyperventilation syndrome, Med Clin North Amer 1947, 31: p. 845.

Hudlicka O, Muscle blood flow, 1973, Swets&Zeitlinger, Amsterdam.

Huttunen J, Tolvanen H, Heinonen E, Voipio J, Wikstrom H, Ilmoniemi RJ, Hari R, Kaila K, Effects of voluntary hyperventilation on cortical sensory responses. Electroencephalographic and magnetoencephalographic studies, Exp Brain Res 1999, 125(3): p. 248-254.

Krnjevic K, Randic M and Siesjo B, Cortical CO2 tension and neuronal excitability, J of Physiol 1965, 176: p. 105-122.

Sterling GM, The mechanism of bronchoconstriction due to hypocapnia in man, Clin Sci 1968 Apr; 34(2): p. 277-285.

# 4. ¿Cómo medir la respiración y la oxigenación?

## 4.1 ¿Cómo medir el CP (el índice de oxigenación)?

### La medición de la CP (pausa de control)

Siéntese y descanse durante 5-7 minutos. Completamente relaje todos sus músculos, incluyendo los músculos respiratorios. Esta relajación produce la espiración espontánea naturales (exhalación). Apriete la nariz al final de esta exhalación y contar su CP (aliento tiempo de mantenimiento) en cuestión de segundos. Mantenga la nariz apretada hasta que experimenta el primer deseo de respirar, de manera que, después de soltar los dedos, puede reanudar la respiración normal (de la misma manera como el que estaba respirando justo antes de empezar a contener la respiración). No extienda el aliento sostiene demasiado tiempo. No debe tomar aire o abrir la boca después. La prueba debe ser fácil y no debe causarle estrés, ya que no interfiere con su respiración. Mira el siguiente diagrama: después de la prueba se puede respirar cómodamente como antes de la prueba.

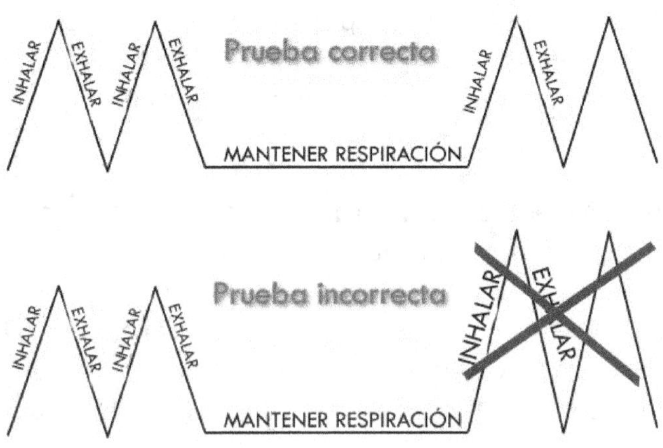


Si mantiene la respiración durante demasiado tiempo (prueba incorrecta), la primera inhalación será grande, profunda y ruidosa, como en el gráfico anterior.

Ahora se puede definir fácilmente su propio estado de salud en cualquier momento del tiempo. Desde la respiración y la oxigenación del cuerpo varían a lo largo del día, los parámetros de salud de uno son generalmente peor durante las horas tempranas de la mañana y el MCP (Control de Pausa Matutino), según el Dr. Buteyko y sus colegas, es el principal parámetro que refleja el estado de salud personal. La prueba MCP se hace como la primera hora de la mañana, mientras se está acostado en la cama.

Es importante para el éxito futuro, escribir sus MCP todos los días. (El registro diario se proporciona en el Capítulo 7 o se puede descargar desde la página web.)

El CP es la prueba más simple y más precisa de la salud física de la persona por más de 97% de las personas. Este hecho fisiológico ha sido confirmado por muchos estudios profesionales y experiencias de miles de personas que antes-enfermos que recuperaron su salud usando reentrenamiento respiratorio.

Considere este gráfico con barras que resumen los datos de 9 publicaciones médicas independientes. Cada barra representa un estudio fisiológico con el título de la condición de salud estudiado y el número de pacientes (entre paréntesis). El CP normal es de unos 40 segundos (la gran barra azul). Barras rojas más cortos corresponden a estados de enfermedades.

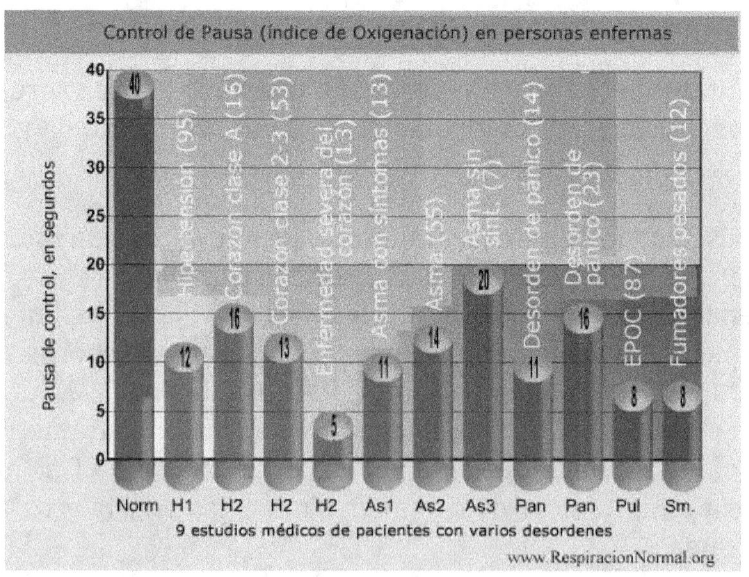

También podemos observar fácilmente aquí que el índice de oxigenación se correlaciona bien con la severidad de la enfermedad para los pacientes de asma y del corazón. Por ejemplo, la enfermedad cardíaca funcional corresponde a unos 5 segundos de oxígeno en el cuerpo, la enfermedad cardíaca moderada (clase 2 clasificación de los Estados Unidos) a aproximadamente 10 segundos CP, y las formas ligeras de enfermedades del corazón a alrededor de 15 segundos. Del mismo modo, los asmáticos que experimentan síntomas tienen unos 10 segundos de oxígeno. En medio de los ataques (o en condiciones estables), asmáticos suelen tener alrededor de un segundo CP 15. Si se levantan a un segundo CP 20, que no experimentan opresión en el pecho, sibilancias, congestión nasal y otros efectos patológicos.

En ambos casos, el asma y la enfermedad cardíaca, los pacientes generalmente no requieren ninguna medicación y no experimentan ningún síntoma negativo, si su CP es superior a 20 segundos 24/7. La misma observación se ha encontrado para la bronquitis, sinusitis, fatiga crónica, eczema, epilepsia y muchos otros trastornos.

Por lo tanto, el primer objetivo para la mayoría de los pacientes, con el fin de obtener la salud más estable y el bienestar razonable es tener más de 20 segundos CP 24/7.

La prueba de CP no sólo define la oxigenación del cuerpo humano, sino que también nos habla de su ventilación por minuto (o la cantidad que respira). Si tiene la respiración normal, el CP debe ser de unos 40 segundos. Si su CP es de unos 20 segundos, se respira para 2 personas. Si su CP es de 10 segundos, se respira 4 veces más que la norma. Por lo tanto, si aprende y practica algunos ejercicios que aumentan el contenido de $CO_2$ del cuerpo y trata de respirar menos 24/7, el CP crecerá y su salud mejorará.

**Referencias para el gráfico (en el mismo orden)**

Ayman D, Goldshine AD, The breath-holding test. A simple standard stimulus of blood pressure, Archives of Intern Medicine 1939, 63; p. 899-906.

Friedman M, Studies concerning the aetiology and pathogenesis of neurocirculatory asthenia III. The cardiovascular manifestations of neurocirculatory asthenia, Am Heart J 1945; 30, 378-391.

Mirsky I A, Lipman E, Grinker R R, Breath-holding time in anxiety state, Federation proceedings 1946; 5: p.74.

Kohn RM & Cutcher B, Breath-holding time in the screening for rehabilitation potential of cardiac patients, Scand J Rehabil Med 1970; 2(2): p. 105-107.

Davidson JT, Whipp BJ, Wasserman K, Koyal SN, Lugliani R, Role of the carotid bodies in breath-holding, New England Journal of Medicine 1974 April 11; 290(15): p. 819-822.

Perez-Padilla R, Cervantes D, Chapela R, Selman M, Rating of breathlessness at rest during acute asthma: correlation with spirometry and usefulness of breath-holding time, Rev Invest Clin 1989 Jul-Sep; 41(3): p. 209-213.

Zandbergen J, Strahm M, Pols H, Griez EJ, Breath-holding in panic disorder, Compar Psychiatry 1992 Jan- Feb; 33(1): p. 47-51.

Gay SB, Sistrom C1L, Holder CA, Suratt PM, Breath-holding capability of adults. Implications for spiral computed tomography, fast-acquisition magnetic resonance imaging, and angiography, Invest Radiol 1994 Sep; 29(9): p. 848-851.

Asmundson GJ & Stein MB, Triggering the false suffocation alarm in panic disorder patients by using a voluntary breath-holding procedure, Am J Psychiatry 1994 Feb; 151(2): p. 264-266.

Taskar V, Clayton N, Atkins M, Shaheen Z, Stone P, Woodcock A, Breath-holding time in normal subjects, snorers, and sleep apnea patients, Chest 1995 Apr; 107(4): p. 959-962.

Marks B, Mitchell DG, Simelaro JP, Breath-holding in healthy and pulmonary-compromised populations: effects of hyperventilation and oxygen inspiration, J Magn Reson Imaging 1997 May-Jun; 7(3): p. 595-597. Nannini LJ, Zaietta GA, Guerrera AJ, Varela JA, Fernandez AM, Flores DM, Breath-holding test in subjects with near-fatal asthma. A new index for dyspnea perception, Respiratory Medicine 2007, 101; p.246–253.

## 4.2 MCP (CP matutino): su principal parámetro de salud

Los estudios fisiológicos, médicos y epidemiológicos han demostrado claramente que las personas con formas graves de la enfermedad cardíaca, asma, EPOC, la epilepsia, y muchas otras condiciones son más propensos a morir durante las horas tempranas de la mañana (04/07 horas), cuando su respiración es más pesada, la oxigenación del cuerpo está excesivamente baja, y el CP es el más corto (unos 5 segundos o menos). Puede investigar citas y observaciones de los médicos occidentales relevantes en la página web "Morning Hyperventilation" (http://www.normalbreathing.com/index-MorningHV.php) viendo mi YouTube videoclip "How we breathe in the morning"."How we breathe in the morning".

La mayoría de las personas también experimentan los CPs más cortos durante las horas tempranas de la mañana y se sienten peor en la mañana después de despertarse. Observaciones prácticas de maestros respiratorios Buteyko han confirmado que, efectivamente, en la mayoría de las personas, hasta el 80% o más, sus CPs gotas significativamente (hasta 3-7 segundos o incluso más) durante la noche.

Hay muchas causas que contribuyen a este efecto de Hiperventilación matutina. Sin embargo, el primer objetivo para cada persona es identificar la presencia y el alcance de este problema. ¿Cómo? Mida su CP inmediatamente después de despertarse por la mañana. Tan pronto como abra los ojos, antes de levantarse de la cama, hacer la prueba de tiempo de la respiración libre de estrés celebración. Tener un tic-tac del reloj u otro o ver cerca para ayudarle a definir su tasa de respiración durante las últimas horas de sueño. El MCP (pausa de control matutino) es el parámetro más importante de su salud fisiológica.

# 4.3 Buteyko Tabla de Zonas de Salud

Basado en cientos de estudios médicos, es posible sugerir que los siguientes efectos tienen lugar con la progresión de una enfermedad crónica:
 - Que respiramos más aire (aumenta la ventilación minuto)
 - Frecuencia de la respiración se hace más altas
 - La respiración se vuelve más profundas (volumen tidal aumenta)
 - Contenido de CO2 en sangre disminuye
 - CP se hace más corto
 - Disminuye la oxigenación del cuerpo
 - Aumenta la frecuencia cardíaca, etc.

Estos efectos se reflejan en la **Tabla Buteyko de las Zonas de Salud..**

| Estado de salud | Tipo de respiración | Grado | Pulso / min | Alientos / min | $CO_2$ en alveoli, % | AP, s | CP, s | MP, s |
|---|---|---|---|---|---|---|---|---|
| Super-salud | Superficial | 5 | 48 | 3 | 7.5 | 16 | 180 | 210 |
| | | 4 | 50 | 4 | 7.4 | 12 | 150 | 190 |
| | | 3 | 52 | 5 | 7.3 | 9 | 120 | 170 |
| | | 2 | 55 | 6 | 7.1 | 7 | 100 | 150 |
| | | 1 | 57 | 7 | 6.8 | 5 | 80 | 120 |
| Normal | Normal | - | 60 | 8 | 6.5 | 4 | 60 | 90 |
| Enfermedad | Profunda | -1 | 65 | 10 | 6 | 3 | 50 | 75 |
| | | -2 | 70 | 12 | 5.5 | 2 | 40 | 60 |
| | | -3 | 75 | 15 | 5 | - | 30 | 50 |
| | | -4 | 80 | 20 | 4.5 | - | 20 | 40 |
| | | -5 | 90 | 26 | 4 | - | 10 | 20 |
| | | -6 | 100 | 30 | 3.5 | - | 5 | 10 |

**Comentarios de la tabla:** Pulso - frecuencia cardíaca en 1 minuto (todos los parámetros se miden en reposo); Rf - la frecuencia respiratoria en un minuto (número de inhalaciones o exhalaciones en un minuto); % De $CO_2$ -% de $CO_2$ en alvéolos de los pulmones (* o sangre arterial si no hay falta de coincidencia); AP - la Pausa automática o retraso natural de la respiración después de la exhalación (* durante la respiración inconsciente); CP - Pausa de Control, la retención de respiración después de la exhalación usual y hasta el primero de socorro; WP - Pausa intencional, sosteniendo la respiración el tiempo de la primera dificultad, hasta el límite (después de que, hace frecuente, pero pequeñas inhalaciones mientras respira a través de la nariz ligeramente pellizcada); MP (Pausa Máxima, la suma de la CP y WP.

* Aviso acerca del pulso: No todas las personas han aumentado considerablemente las tasas de corazón, como es proporcionada por esta tabla, cuando los parámetros están en el fondo de la tabla o sus CPs son bajos. Algunas categorías de personas con menos de 20 segundos CP pueden tener un pulso en reposo de alrededor de 60 - 70. Sin embargo, el aumento de la frecuencia cardíaca para menores CPs es una función de, por ejemplo, los pacientes del corazón y los pacientes con asma grave. Durante la década de 1960, al llevar a cabo su investigación, y más tarde, Buteyko y sus colegas aplicaron el programa de reentrenamiento respiratorio Buteyko principalmente para los pacientes del corazón y asma, que fueron hospitalizados en su mayoría con deficiencias frecuentes en los niveles de cortisol en la sangre..

*/ Esta versión se basa en Buteyko KP, El método de eliminación volitivo de la respiración profunda [traducción Español del Manual Pequeño Buteyko], Voskresensk, 1994.*

Dr. Buteyko desarrolló esta tabla durante la década de 1960, después de analizar cientos de personas enfermas y sanas en su laboratorio respiratorio, y lo presentó durante su conferencia de los principales científicos de la Universidad Estatal de Moscú en 1969. La tabla refleja la salud de su numerosa hospitalizados y pacientes gravemente enfermos, que comenzaron su viaje hacia la salud en la parte inferior de la tabla y subieron, a veces a lo más alto de la tabla.

La fila central de la tabla corresponde a una salud normal. Por debajo de esta fila hay 7 zonas correspondientes a las enfermedades. Las fronteras de estas zonas están dadas por 7 filas (de normal a "menos 6" grado). Cinco zonas de salud están muy por encima de la fila del medio. Partamos de la parte inferior de esta tabla e ir subiendo.

**Pacientes terminalmente enfermos y en estado crítico durante las fases agudas**

La fila más inferior de la tabla corresponde a pacientes gravemente enfermos y con enfermedades terminales en condiciones críticas. Cuando las personas están en el riesgo de morir, la tabla predice más de 100 latidos por minuto por su frecuencia cardiaca, más de 30 respiraciones por minuto en la frecuencia respiratoria, menos del 3.5% de $CO_2$ en los alvéolos de los pulmones. El CP (Pausa de control o tiempo de aguante de respiración sin estrés después de la exhalación habitual) es inferior a 5 s.

**Pacientes terminalmente y pacientes de estado crítico en condiciones más estables**

La siguiente fila de la parte inferior corresponde a pacientes gravemente enfermos y con enfermedades terminales en condiciones estables.

La frecuencia cardíaca o pulso típicos de este tipo de personas están por encima de 90 latidos por minuto (sentado en reposo).

La frecuencia respiratoria (o frecuencia de respiración) está por encima de 26 respiraciones por minuto en reposo. Una concentración de $CO_2$ en los alvéolos de los pulmones no es más de 4%. No hay pausa automática (período de ausencia de la respiración después de la exhalación). La pausa de control es inferior a 10 s, mientras que la pausa máxima es de menos de 20 s. (Numerosos estudios médicos han confirmado que más de 90% de los pacientes con enfermedades crónicas de hecho mueren en condiciones de hiperventilación grave, mientras que su frecuencia cardíaca y la frecuencia respiratoria se vuelven mucho más alto que las normas.

Las citas y los números exactos de este tipo de estudios se pueden encontrar en mi sitio web en relación a enfermedades del corazón, asma, cáncer y muchas otras enfermedades.)

Estos pacientes por lo general requieren numerosos tipos de medicación para prevenir sus múltiples síntomas y quejas. Caminar es duro y subir las escaleras, debido a la fuerte respiración dificultosa, disnea, y la baja oxigenación del cuerpo, a menudo es imposible. La mayor parte del tiempo es en la cama, ya que incluso sentarse requiere esfuerzo.

El sueño es terrible ya que la respiración y los síntomas se empeoran después de la transición a una posición horizontal.

Las horas tempranos (4-7 am) es el tiempo en que estos pacientes tienen más probabilidades de morir de un ataque al corazón, infarto, ataque de asma, o complicaciones de un cáncer, la diabetes y muchas otras patologías.

## Los pacientes con grado moderado de su enfermedad

La siguiente fila ("menos de 4 º" grado de salud) corresponde a pacientes cuya vida no se vea amenazada por el momento, pero su principal preocupación son los síntomas. Las personas con asma leve, la enfermedad cardíaca, diabetes, 1 y 2 etapas de cáncer y muchas otras enfermedades crónicas están en esta zona. Tomando la medicación es la característica normal para la mayoría de estas personas.

Como vemos en la tabla, el pulso o la frecuencia cardíaca en estos pacientes varía desde 80 hasta 90 latidos por minuto. La frecuencia respiratoria es de entre 20 y 26 respiraciones por minuto (la norma médica es de 12, mientras que norma el médico de Buteyko es de 8 respiraciones por minuto en reposo). La concentración de $CO_2$ en los alvéolos de los pulmones es de entre 4,0 y 4,5%. El CP es de entre 10 y 20 segundos.

El ejercicio físico es muy difícil, ya incluso caminar rápido resulta en la respiración muy pesada a través de la boca, cansancio, y el empeoramiento de los síntomas. Se queja de la fatiga son normales. Todos estos síntomas son a menudo tan debilitante que interfiere con la vida normal y la capacidad para trabajar, analizar información, preocuparse por los demás, etc. Vivir en el estado crónico de estrés y estár preocupado por su salud propia miserables es normal, mientras que la eficiencia y el rendimiento en varios áreas (ciencias, artes, deportes, etc) están en peligro. Sentarse en sillones o sofás blandos es la postura más favorita.

Parámetros de estas personas empeoran durante las horas tempranas de la mañana con el correspondiente empeoramiento de los síntomas. Muchos enfermos reciben menos de 10 s para CP mañana con todos los efectos que acompañan a la última etapa de la enfermedad.

## La mayoría de la gente moderna

La mayoría de las personas modernas sanas tienen entre 20 y 30 s CP. Por lo tanto, van a estar en la tercera fila de la parte inferior ("menos de 3" grado de salud). Mientras que no hay necesidad de tomar la medicación en esta zona, numerosas patologías de salud son frecuentes. Esto se relaciona con trastornos gastrointestinales (gastritis, IBS, IBD, etc), problemas musculoesqueléticos (artritis, osteoporosis, etc), problemas hormonales y metabólicos (obesidad leve, diabetes liviana), las etapas iniciales del cáncer, y muchos otros.

Estar de pie durante muchas horas es duro y prefieren sentarse durante la mayor parte del día. El rendimiento físico después de las comidas es muy pobre ya que los parámetros respiratorios y cardiovasculares pueden pasar a la zona inferior. El nivel de energía y el deseo físico de trabajo son bajos. El cerebro sobreexcitado inventa fácilmente excusas para la pereza. Parámetros de la mañana es mucho peor (menos de 20 s CP) con todos los efectos que los presentes en esta zona.

## Salud normal

A medida que seguimos subiendo la tabla, la siguiente fila corresponde a las normas. La fila "menos 2" refleja las normas internacionales para la respiración: frecuencia respiratoria de 12 respiraciones por minuto; 5,5% para las concentraciones de $CO_2$ en los alvéolos de los pulmones (cerca de 41 mm Hg); 40 s

CP y 70 latidos por minuto en la frecuencia cardíaca. Las personas con salud normal, naturalmente, han llamado la "pausa automática" o el período de ausencia de respiración (relajación de todos los músculos respiratorios después de cada exhalación) durante su respiración inconsciente. La duración de la pausa automática es de 2 segundos.

Las personas con salud normal y capaz de correr con la respiración nasal estrictamente, de manera segura toman una ducha de agua fría (si siguen ciertas otras reglas), tienen buena calidad del sueño, y son razonablemente capaces de funcionar en el plano social (familia, comunidad, lugar de trabajo, etc).

**Normas Buteyko**

Dr. Buteyko sugirió sus propias normas para la salud por lo que uno puede ser libre de alrededor de 200 enfermedades crónicas. Como vemos en la tabla Buteyko de las Zonas de Salud (la fila media o central), las personas sanas deben tener la frecuencia respiratoria no más de 8 respiraciones por minuto en reposo, más de 60 s CP, más de 6,5% de $CO_2$, menos de 60 latidos por minuto para la frecuencia cardíaca, y por lo menos 4 s para la pausa automática.

En esta etapa la gente disfruta e incluso anhela la actividad física. Ellos están llenos de energía (cuando tienen un nivel normal de glucosa en sangre). Estar de pie durante todo el día es fácil y natural. El sueño es menos de 5 horas y los parámetros de la mañana no son peores que los de la tarde. Todos los tejidos del cuerpo son histológicamente normal (o de acuerdo con los libros de medicina), mientras que los trastornos crónicos son imposibles.

## Etapas que corresponden a la súper-salud

Buteyko también identificó 5 etapas que corresponden a la salud super. La transición a la siguiente fila encima de la norma provoca ciertos procesos bioquímicos y la aparición de las habilidades perdidas del cuerpo humano, incluyendo la capacidad de digerir variedades más amplias de fibras, el parto sin dolor, la producción de anticuerpos en la saliva que previenen las caries y la formación de la peste (sin deberá visitar dentistas 1-2 veces al año), y algunos otros efectos.

Buteyko generalizó esta tabla para una amplia variedad de condiciones (enfermedades del corazón, cáncer, diabetes, asma, y muchos otros). A su juicio, esta tabla era un descubrimiento

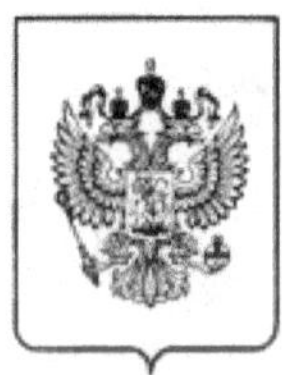

importante ya que aplicó por una patente. Su solicitud de patente se proporciona a continuación.

**RUSSIA** (19)RU (11)99114075 (13)A (51) IPC7 **A61B5/00**

**FEDERAL SERVICE FOR INTELLECTUAL PROPERTY,**

**Patents and Trademarks**

(21), (22) Application:**99114075/14, 23.06.1999**

(43) Date of publication of application:**27.04.2001**

Address for correspondence: **121609, Moscow, Osennyi Boulevard, 11, (609 office), Company "CEP"**

(71) Applicant (s): **Veltistova Elena, Buteyko Konstantin Pavlovich (UA)**

(72) Author (s): **Veltistova Elena, Buteyko Konstantin Pavlovich (UA)**

(54)**METHOD OF ASSESSMENT OF HUMAN HEALTH**

(57) Abstract:

1. The method of assessing human health, including the definition of the parameters of functional systems and calculation of health indicators based on the above parameters other than those that form the contingent of the surveyed people who determine the parameter information by measuring the breath holding time of the person after a usual exhalation before the first inhalation without following disturbances in breathing, and then determine and record the basic parameters of main functional systems, and each of them is compared with the informational parameter of the investigated person and obtain the parameter, which is a marker of major functional systems and / or indicator of human health, create a method to assess health through establishment of the scale, while comparing the actual values of each parameter of health survey with the normal value, and based on the received data, health groups can be formed.

2. The method, according to Paragraph 1, but is different in that the scale of health has five categories with a positive sign that characterize the health status of people with different levels of

super- endurance and seven categories with a negative sign, which characterize the state of poor health and / or disease in humans with varying degrees of disease severity.

# 5. ¿Cómo aumentar el CO2 y CP?

## 5.1 Métodos sugeridos por K. P. Buteyko

Hubo 2 métodos o tipos de ejercicio sugeridas por el Dr. Buteyko con el fin de aumentar temporalmente el contenido de CO2 en el cuerpo humano: 1) el ejercicio físico; y 2) la reducción de ejercicio de respiración.

Durante estos actividades los contenidos de CO2 en los pulmones, la sangre y otras células es mayor que en reposo y tenemos un deseo más fuerte para respirar (falta de aire). Si somos capaces de tolerar esta falta de aire y relajarnos durante un cierto tiempo (a partir de 5 minutos a aproximadamente 2 horas), nuestro cuerpo provoca la adaptación del centro de la respiración a una respiración más ligera y las concentraciones de CO2 más altas en las células y los tejidos después de la sesión. No es la actividad en sí, sino más bien los efectos después de la de la actividad que tienen que ser analizados para beneficios de salud. Cuando la respiración se vuelve más ligera, el CP final (Pausa de control después de la sesión de la respiración o el ejercicio físico) es más alta, lo que indica adaptaciones favorables del centro respiratorio. (Tenga en cuenta que el CP por lo general no aumenta después del ejercicio físico riguroso. El ejercicio físico tiene un efecto positivo definida sólo en la próxima CP matutina, que es el principal parámetro de la salud para el método Buteyko.)

# 5.2 Dispositivos de respiración

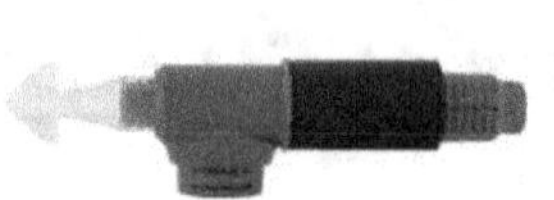 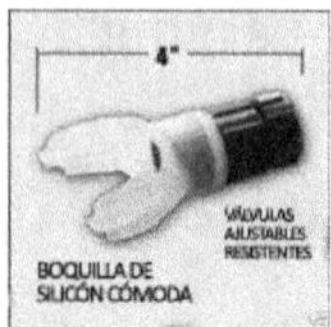

Cualquier dispositivo de respiración o aparato que resiste al flujo y/o tranca parte aire parte del aire inhalado para la siguiente inhalación va a cambiar la composición del aire en los alvéolos de los pulmones y la sangre. Si la persona no intenta hiperventilación deliberada y puede relajarse en lugar de pánico, entonces cualquier dispositivo o aparato aumentarán $CO_2$ inhalado (hipercapnia) y reducirá el contenido de $O_2$ inhalado (hipoxia) que producen efectos positivos en todos los sistemas del organismo humano.

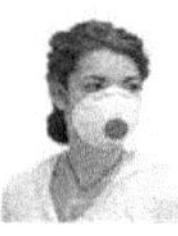 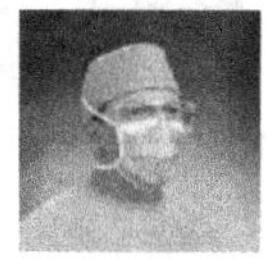

Considere una máscara de polvo simple y una máscara quirúrgica. Ambos dispositivos de respiración crean resistencia al flujo de aire y la trampa de un poco de aire espirado con gran contenido de $CO_2$. La respiración se hace más lenta y un poco más profunda, pero el contenido de $CO_2$ cuerpo se hace mayor. (La respiración nasal aumenta el contenido de $CO_2$ cuerpo en comparación con respiración por la boca debido a el mismo principio:. Mayor resistencia al flujo de aire). Por lo tanto, el $CO_2$ alveolar se hace ligeramente superior, mientras que la concentración de $O_2$ se reduce.

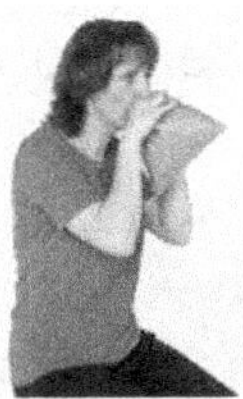

Efectos similares (mayor CO2 y la hipoxia en los pulmones con la subsiguiente adaptación del centro de la respiración) tiene lugar durante reinspiración papel, una técnica popular conocido por 2-3 siglos y utilizada por los artistas jóvenes en los cines antes de la actuación con el fin de prevenir el nerviosismo y la etapa de miedo y para reducir el pánico.

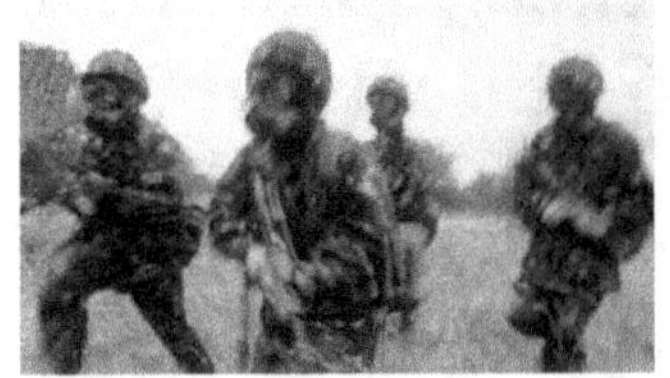

Otro tipo de ejercicio, con un gran aumento temporal de CO2, se está ejecutando con máscaras de gas (las máscaras de gases pesadas con filtros de carbono que se utilizan en los servicios militares). Durante la época soviética había muchas historias legendarias de los jóvenes novatos sobre sus mejoras de salud después de tener carreras diarias (hasta 10 km!), Mientras usaban tales dispositivos de respiración. Obviamente, si uno sería capaz de tolerar semejante prueba, debe conducir a grandes cambios en la dirección de menos la respiración y una mejor salud.

Desde un punto de vista fisiológico, al usar estos dispositivos de respiración toleramos más altos niveles de CO2 arteriales que los valores de CO2 arteriales presentes en reposo. Cuanto más larga sea la utilización del dispositivo y cuanto mayor sea el cambio, mayor será el cambio final en el CO2 arterial tras la sesión. ¿Qué dispositivos se van a producir efectos más fuertes? Es evidente que los efectos de una mascarilla contra el polvo, máscara quirúrgica y la bolsa de papel son bastante pequeñas, ya que casi no noté ninguna falta de aire. Sin embargo, cuando hacemos ejercicio y el uso, por ejemplo, un "PowerLung" o máscara de gas, mientras se ejecuta, experimentamos fuerte falta de aire. Ambos dispositivos crean una fuerte resistencia a la respiración. Por lo tanto, los efectos de estos dispositivos durante el ejercicio físico pueden ser más duradera.

## 5.3 ¿Es la respiración profunda y la práctica de la respiración bucal siempre mala?

"Y por último no hay que confundir los siguientes conceptos: estamos hablando de la respiración, que va en el día y la noche, en nuestra respiración basal, un fundamento de la vida. Mientras tanto, el sistema de yogui tiene ejercicios de respiración independientes. Por lo tanto, es prácticamente irrelevante para nosotros cómo y lo que haces: los pies hacia arriba o hacia abajo, a través de la fosa nasal derecha o la izquierda, o por el lado derecho o izquierdo. Estamos interesados en dónde se llega como resultado de estos ejercicios. Si los aumentos de dióxido de carbono y disminuye la respiración, con cada día, entonces esto va a garantizar la transición de hombre a un estado de super-resistencia. - Conferencia del Dr. Buteyko en la Universidad Estatal de Moscú en el 09 de diciembre 1969

*"El buzo hace unos 100 inmersiones de 2 minutos cada una; durante 200 minutos o 3 horas que está bajo el agua [todos los*

*días]. Este es un trabajo más activo. Pero esto no es tan importante. Es la forma en que respira las otras 21 horas, en lugar de esas 3 horas. Si respira profundamente, entonces estará gravemente enfermo y morirá. Y si respira normalmente, de alguna manera va a aguantar 3 horas. La clave no está en la inmersión, sino en la forma en que la persona respira día y noche. En primer lugar, ¿qué es la respiración basal?* Conferencia del Dr. Buteyko en la Universidad Estatal de Moscú en el 9 de diciembre 1969

¿Es la respiración profunda (o ventilación de un gran minuto) siempre peligroso o perjudicial para la salud? Durante el ejercicio físico nuestro ritmo respiratorio es también muy grande (hasta 100 a 150 l / min), pero el $CO_2$ en los pulmones y arteriales sangre aumenta, como en el caso de la respiración nasal durante el ejercicio físico, haciendo que la adaptación gradual del centro de respiración para los valores de $CO_2$ sea más altas. (Este es el mecanismo principal, según el Dr. Buteyko por qué el ejercicio físico es bueno para nuestra salud.) Buteyko también nos enseñó que somos máquinas bioquímicas, no mecánicas. En sus palabras, un enfoque rígido para respirar ("toda la respiración profunda es mala") es una tontería. Lo más importante es que debemos ver lo que está pasando con el contenido de $CO_2$ en el organismo humano después del entrenamiento. Por lo tanto, debemos conocer los cambios en el CP antes y después de la sesión de la respiración.

Las mismas ideas se deben aplicar a la respiración bocal. Durante la respiración bocal en la vida normal, gotas de contenido de $CO_2$ alveolares y óxido nítrico no se inhalan en los pulmones. Las personas enfermas, debido a parámetros anormales de su patrón de respiración (exhalaciones rápidas y ausencia de la pausa autonómica), han reducido en gran medida la admisión de ON (óxido nítrico). Con las personas sanas, la acumulación principal de ON tiene lugar durante las pausas automáticas para que puedan inhalar después de la pausa automática.

Consideremos lo que está pasando con estos parámetros (CO2 y ON) durante la respiración bocal a través de algún dispositivo. Si el dispositivo puede atrapar una parte del aire exhalado, entonces este CO2 puede ser inhalado durante la próxima inspiración. Por lo tanto, los dispositivos de respiración (bolsas de papel, máscaras de gas, máscaras de polvo, etc.) aumentan el contenido de CO2 en la sangre y en todas las células del cuerpo humano.

Si la persona hace inhalaciones activas a través de la boca, usando el dispositivo de respiración, a continuación, una pequeña porción del aire (alrededor de 5-10% por lo menos) se inhala a través de la nariz involuntariamente. Por lo tanto, la persona puede inhalar ON que se ha acumulado en las fosas nasales durante la pausa automática y la inhalación lenta a través de la boca. Si la persona que utiliza clips nasales, el óxido nítrico se retendrá en los senos paranasales y más probable será difundido a través de las superficies mucosas en el torrente sanguíneo. (Los pacientes cardíacos normalmente toman la nitroglicerina, que se convierte en el cuerpo en ON, por vía sublingual, es decir, bajo la lengua. No debería ser un problema para que el ON se difunda a través de las membranas mucosas.)

Por lo tanto, la respiración bucal a través del dispositivo no debe producir ningún efecto negativo, incluso durante el período de sesiones de respiración. Por último, cuando se practican diversos ejercicios de respiración, es necesario tener en cuenta las secuelas de estos ejercicios de respiración en los principales parámetros del organismo humano: sobre todo, los cambios en la tasa de CP y el corazón. Esto es exactamente lo que Buteyko nos enseñó: consideramos cambios en la respiración basal o la respiración que está pasando inconscientemente, las 23 horas al día restantes.

## 5.4 Factores del éxito: el conocimiento, la dirección y la actitud

La comprensión clara de los objetivos de reentrenamiento respiratorio también es necesario para el éxito. Un estudiante puede practicar los mejores ejercicios de respiración durante 1-2 horas todos los días, pero si este estudiante, después de una sesión de respiración, se dirige a los vecinos y gasta 2 horas hablando sin parar acerca de lo bien que se siente después de la sesión, y por lo tanto hiperventilando, él o ella no recibirá cambios positivos en su respiración, ya que el objetivo del reentrenamiento respiratorio es cambiar el patrón de respiración o de nuestra respiración inconsciente (basal).

Para aquellos estudiantes, quienes aprendieron los fundamentos del método Buteyko y están conscientes de los efectos de CO2, la oxigenación corporal, medición de CP, y los factores principales de estilo de vida, el resultado será totalmente diferente, ya que van a tratar, aunque sea inconscientemente, mantener la patrones de respiración ligera después de la sesión. No es el nombre del dispositivo, o el tipo de la sesión, o milagros escondidos en el dispositivo, pero lo que el estudiante va a hacer con su respiración después de la sesión, que también define los cambios duraderos o resultados finales.

Las emociones generales o actitudes de la persona hacia el reentrenamiento respiratorio, incluyendo la percepción de las propias capacidades, habilidades, cuerpo, y muchos otros factores relacionados, influirán en gran medida de la evolución general. La sencillez, un enfoque orientado a los negocios, la modestia y perseverancia sin duda ayudará a tener mejores resultados a largo plazo.

## 5.5 Restricciones, límites, y contraindicaciones temporales

### Para las personas con órganos trasplantados

No debe tener más de 30 segundos para su CP (preferiblemente menos de 27 s) en ningún momento del día para evitar el rechazo de los órganos trasplantados. Cuando el CP obtiene más de 30 segundos (que corresponde a la transición a la siguiente zona de salud de acuerdo a la Tabla Buteyko de las Zonas de Salud), el sistema inmune se vuelve más sensible a las células y tejidos extraños y puede lanzar un ataque contra estos tejidos en el intento para repararlos.

### Para las personas en situaciones que amenazan la vida

Los EM (Emergency Medicine) modernos desarrollaron muchos métodos y técnicas exitosas y útiles para las personas en cuidados intensivos y estados que amenazan la vida. El reentrenamiento respiratorio no puede sustituir estas técnicas (CPR, respirando oxígeno puro, etc.) cuando la gente está inconsciente o no son capaces de tener un buen control de sus acciones. Los ejercicios de respiración no pueden detenerse rápidamente la progresión de la metástasis del cáncer. **Las etapas agudas (exacerbaciones) de condiciones**

**potencialmente mortales**  (infarto, accidente cerebrovascular, isquemia cardíaca, ataque de asma grave, metástasis cancerosas, choque séptico, insuficiencia multiorgánica, experiencia cercana a la muerte, etc.)

Más tarde, cuando se estabiliza el propio estado, la persona puede empezar los ejercicios de respiración y aplicar esos ejercicios que corresponden a su nuevo estado de salud.

**Para las personas con lesiones hemorrágicas agudas y traumas cererales** hiperventilación es una reacción normal y útil a las lesiones sangrantes. La reducción del contenido de $CO_2$ en la sangre disminuye el flujo sanguíneo a los órganos vitales y otros tejidos del cuerpo humano. Esto evita las pérdidas de sangre excesivas y puede salvar la vida de uno. Los profesionales de emergencia incluso acuñaron un término "hiperventilación permisiva" que se utiliza para las personas con, por ejemplo, trauma cerebral. Por lo tanto, no se debe reducir o restringir su respiración en casos de traumas cerebrales existentes y lesiones hemorrágicas agudas.

Para las personas con coágulos de sangre

La respiración reducida dilata las arterias y arteriolas y hace adelgazar la sangre de modo que un coágulo de sangre existente podría soltarse y viajar a través de la sangre. El coágulo liberado puede bloquear el flujo sanguíneo a través de la arteria que va al cerebro o el corazón músculos y causa la muerte. Por lo tanto, una persona con un coágulo de sangre se beneficiará sólo de medidas de defensa en relación con la respiración casera (prevención de la CP cae debido a la respiración bucal, durmiendo en la espalda, postura correcta, etc.). Estas actividades defensivas evitan períodos de hiperventilación que hace la sangre más espesa y el coágulo grande. Más tarde, cuando se disuelve o se retira el coágulo, la persona puede seguir el programa de reentrenamiento ajustado a su nuevo estado de salud al respirar.

**Para las personas con pérdida de sensibilidad CO2**

La pérdida de la sensibilidad de CO2 se lleva a cabo debido a la experiencia cercana a la muerte, los cuerpos carótidas removidos, la denervación de los músculos respiratorios (hay publicaciones médicas con resultados de pruebas de retención de aliento anormalmente altos para todas estas situaciones), y el estilo de vida y las causas ambientales para las personas predispuestas genéticamente ( falta de etapas profundas del sueño, deficiencia de cortisol, la deficiencia de calcio, deficiencia de la EPT, la deficiencia de magnesio, la deficiencia de zinc, demasiado bajo de glucosa en sangre, hiper e hipotermia, reacciones alérgicas, etc.).

Prácticamente, el último caso (al estilo de vida y las causas ambientales) es la más frecuente. Puede ser episódica o crónica (por días o semanas). Muchos pacientes cardiacos (que están predispuestos a la pérdida de la sensibilidad de CO2) se pueden conducir en este estado, si utilizan pausas, solamente hasta el CP, de manera indiscriminada. El CP refleja su salud, pero pueden sentirse peor después de ella; y pausas repetitivas o sólo un MP puede conducir en un estado sin sensibilidad CO2.

Cuando la persona ha experimentado la pérdida de la sensibilidad de CO2, sus CPs no reflejan su salud ya. En general, el CP refleja la salud personal para otro 97% de la gente, pero esta gente (con la sensibilidad de CO2 ausente) puede tener desproporcionadamente altos CPs. Por ejemplo, un estudiante

84

tiene 45 segundos CP (puede ser incluso de hasta 50 a 60 s), pero sus otros síntomas son: respiración irregular y visible en el pecho superior, presión arterial alta (o asma), dormir mal y largo (más de 8 horas), de bajo nivel de energía, etc, para que su cuadro clínico corresponda a unos 15-20 segundos CP.

Tales estudiantes requieren restauración de parámetros ambientales y otras normales con el fin de restaurar la sensibilidad normal de CO2. Dependiendo de la gravedad de la situación actual, estos estudiantes requieren un programa especial basado en su capacidad para tener cambios positivos después de un ejercicio en particular.

Por ejemplo, en los casos más graves de un simple ejercicio de relajación / meditación (sin control de la respiración) puede causar altas tasas de corazón y CPs inferiores. Cuando la condición es menos grave, los estudiantes pueden meditar correctamente o practicar la relajación solamente, pero cualquier intento de reducir la respiración o respirar a través de un dispositivo de respiración puede conducir a un estado de salud peor.

**Para las mujeres embarazadas**

El principal peligro para el embarazo es el aborto espontáneo durante una reacción de limpieza debido al progreso CP muy rápido. Por ejemplo, una mujer embarazada comienza con aproximadamente 12 a 15 segundos y logra CP 35-40 segundos CP en 4-6 días debido a reentrenamiento respiratorio intensivo. El sistema inmune se vuelve muy sensible a los tejidos anormales y es capaz de rechazar los órganos trasplantados, como hemos considerado anteriormente. Del mismo modo, el sistema inmune a mayores CPs puede rechazar fácilmente un embrión en el estado cuando todavía no se une a la matriz de la madre (el primer trimestre del embarazo). Las probabilidades de aborto espontáneo son mucho más altos, si el embrión en crecimiento acumula drogas médicas o si la madre había estado tomando medicamentos antes y después de quedar embarazada.

Para evitar esto, las mujeres deben tener un programa de defensa de reentrenamiento respiratorio basado en la prevención de las pérdidas de CP (episodios de hiperventilación) debido a comer en exceso, la respiración bucal, mala postura, hiperventilación mañana, etc. La tasa de progreso CP debe limitarse:

- Para las mujeres que utilizan medicamentos médicos o fueron expuestos a productos químicos tóxicos por 2 segundos en una semana

- Para otras mujeres embarazadas por 3 segundos en una semana.

**Para los diabéticos tipo 2**

Las sesiones de respiración intensiva y el crecimiento CP rápida aumentan la sensibilidad del organismo a la insulina circulante y aumentan la producción de su propia insulina debido a una mejor perfusión y oxigenación del páncreas. Esto puede suceder debido a una sola sesión de respiración o debido a un crecimiento del CP rápido en cuestión de horas o días de las primeras lecciones. Por lo tanto, tomando la misma dosis de insulina puede conducir fácilmente a un shock hipoglucémico, que es potencialmente mortal. Para prevenir estas complicaciones, el estudiante debe:

1) comer una pequeña merienda inmediatamente después de una sesión de respiración para evitar una caída en el nivel de glucosa en sangre

2) ajustar los requerimientos de insulina diarias a su estado actual por tener un buen control de la glucosa en sangre (mediciones periódicas), consultar a su médico de cabecera o de familia médico o endocrinólogo acerca de la disminución de los valores de glucosa en sangre, y preguntándoles acerca de la ingesta reducida de insulina.

La mayoría de los diabéticos, cuando tienen la cooperación de sus médicos, pueden disminuir de forma segura su ingesta de insulina doblemente antes de que inicien su programa de reentrenamiento se describe a continuación para respirar.

**Para las enfermedades del corazón, dolores de cabeza de migraña, o ataques de pánico pacientes** Dependiendo de la gravedad y el tipo de la enfermedad y otros factores, muchos de estos pacientes pueden empeorar su estado de salud si intentan sesiones de respiración muy intensas acompañadas de aumento de $CO_2$ rápido. Por ejemplo, la retención de respiración puede desencadenar cambios cardiovasculares negativos. Tenga en cuenta que otros grupos de personas pueden hacer la retención de respiración sin efectos negativos, pero los vasos sanguíneos de los pacientes del corazón pueden ser constreñido debido a la hipoxia repentina. Este efecto se conoce con el Dr. K. Buteyko que lo describió en su publicación médica en la década de 1960.

Por lo tanto, cuando estos pacientes tienen menos de 20 segundos CP, tienen 2 elecciones.

1. Inhalar aire por la nariz y exhalar a través del dispositivo de respiración

2. Inhalar y exhalar a través del dispositivo, pero usar un dispositivo con un volumen muy pequeño para el tubo de plástico (no más de 50 ml). Esto se puede lograr mediante el uso de una botella de plástico muy estrecha. En ambos casos, su respiración debe permanecer normal (sin aguantar respiración).

Más tarde, cuando sus CPs son más de 20 segundos, estos estudiantes pueden probar una sesión de respiración común con ninguna falta de aire y un estado cómodo de bienestar durante el ejercicio. Cuando llegan más de 30 segundos de CP, no hay restricciones necesarias y pueden unirse al grupo principal de mayor normalización de respiración.

**Las enfermedades del corazón** (aneurismas aórticos; angina de pecho; arritmia; aterosclerosis (la acumulación de placa); cardiomiopatía; arritmia ciliar (fibrilación cardiaca); dolor en el pecho (angina de pecho); colesterol alto; isquemia crónica, enfermedad cardíaca congénita, insuficiencia cardíaca congestiva, enfermedad de las arterias coronarias ; endocarditis; extrasístole, soplos cardíacos, hipertensión, miocardiopatía hipertrófica, pericarditis, infarto de miocardio, accidente cerebrovascular; tachnycardia)

**Las migrañas y los ataques de pánico**

**Para las personas con trastornos respiratorios relacionados con los pulmones**

Estos grupos de personas deben ser suaves en relación a sus tejidos de los pulmones dañados. La estimulación mecánica intensiva de sus pulmones (en términos de amplitud y velocidad de inhalación y exhalación) durante las etapas iniciales del aprendizaje debe ser evitado. Más tarde, pueden aumentar gradualmente estos parámetros. Esto se refiere a las personas con:

**Trastornos respiratorios que afectan a los pulmones** (asma, bronquitis, EPOC, enfisema, fibrosis quística, neumonía, tuberculosis, edema pulmonar, etc.)

Por lo tanto, debe evitar inhalaciones y exhalaciones rápidas, así como inflaciones y deflaciones máximas de sus pulmones. Todos los ejercicios se realizan de una manera cómoda con un buen cuidado de las capacidades actuales de sus pulmones.

# 6. ¿Cómo hacer y probar el dispositivo de respiración casero?

## 6.1 Partes obligatorias y ensamblaje

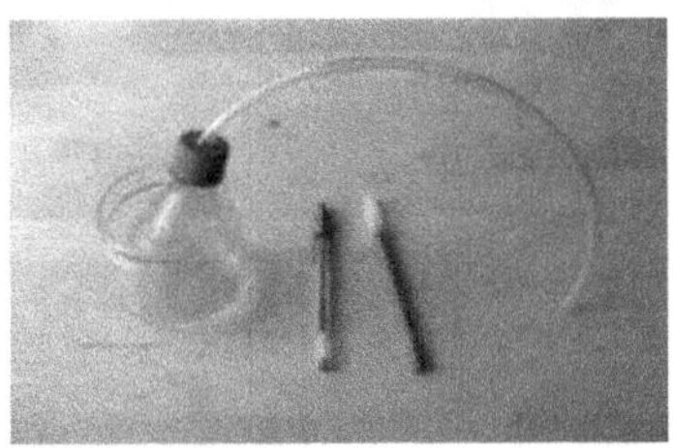

La imagen en el lado derecho muestra un dispositivo de respiración casero que está listo para usar. (Las plumas están ahí para mostrar la escala de los objetos y para el registro de su progreso cada día.) Las piezas necesarias para construir su aparato respiratorio casero personales son:

**1) Un frasco de vidrio o de plástico;**

**2) Parte superior de una botella de plástico;**

**3) Una tapa con un pequeño agujero redondo de la misma botella de plástico;**

**4) tubos de vinilo (20 a 25 cm de largo o incluso más; 4-10 mm de diámetro interior en función de su CP).**

Vamos a considerar todas estas piezas y sus parámetros en más detalle.

**Un frasco de vidrio o recipiente de plástico**

El frasco de vidrio tendrá una pequeña cantidad de agua (aproximadamente 20 a 40 ml) en la parte inferior para que pueda inhalar y exhalar mientras se respira sólo a través del agua. (Este dispositivo se puede utilizar como un inhalador.)

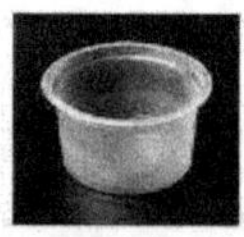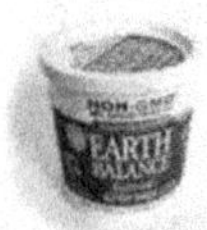

En lugar de 500 ml frasco de vidrio, puede utilizar un recipiente de plástico. Dos ejemplos se muestran a la izquierda. Asegúrese de que el fondo sea bastante plano y que la superficie inferior no sea muy grande. Si la superficie es demasiado grande, entonces, durante la inhalación la mayor parte del agua se recogerá en la botella de plástico, y las gotas de agua podrían moverse con facilidad en el tubo de vinilo y llegar a su boca. No hay peligro, pero es mejor concentrarse en la respiración y no preocuparse por el agua.

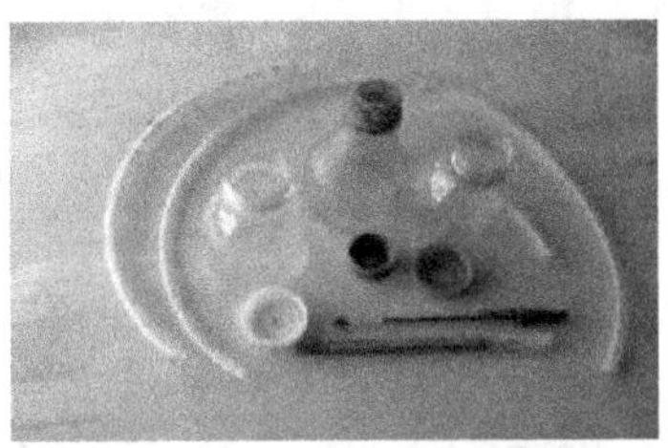

Vamos ahora a centrarnos en las otras partes del dispositivo. Estas partes se muestran aquí a la derecha.

## Parte superior de una botella de plástico

En la mayoría de los hogares, es fácil encontrar una botella de plástico ordinaria (unos 500-600 ml son los más populares). Esta botella tiene que ser cortada a lo largo de un diámetro circular de modo que la parte superior de la botella tendrá alrededor de 200-250 ml de volumen izquierda.

No trate de hacer el corte perfecto. A veces, el corte perfecto resultará en el "efecto de sellado". No será capaz de tomar una inhalación si la parte inferior del dispositivo de respiración se adapta perfectamente la superficie de contacto del contenedor.

**Advertencia.** Ya que cuchillos de cocina común y tijeras son a menudo contundente y pueden deslizarse bajo presión, puede ser peligroso para utilizarlos sin un poco de preparación, ya que podría fácilmente hacerse daño. Sin embargo, si hace un pequeño agujero inicial (o varios agujeros) utilizando una aguja o un alfiler de seguridad, entonces será mucho más seguro y más fácil de cortar la botella con unas tijeras.

# Tapa con un agujero de la misma botella de plástico

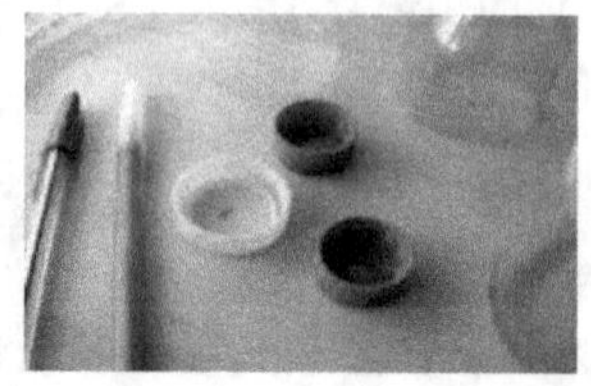

Esta imagen de la izquierda muestra 3 tapas con agujeros redondos en ellos. Para hacer un dispositivo más simple, tiene que perforar un agujero que tiene un diámetro ligeramente menor que el diámetro exterior del tubo. Si te las arreglas para hacer algo parecido, el tubo permanecerá / sentado en la tapa de la botella. En general, este trabajo requerirá un taladro.

**Advertencia.** Algunas tapas de botellas de plástico son muy duras y gruesas. Se podría lastimar fácilmente los brazos o dedos, si utiliza cuchillos o tijeras. Sin embargo, si te las arreglas para hacer un pequeño agujero con un clavo y un martillo o un sacacorchos, entonces será más fácil de ampliar el agujero.

Si no puede hacer el agujero del tamaño óptimo en la tapa y el agujero es demasiado grande, puede utilizar la cinta para conectar el tubo y la tapa de la botella, para que se vea como esto (ver la imagen de abajo).

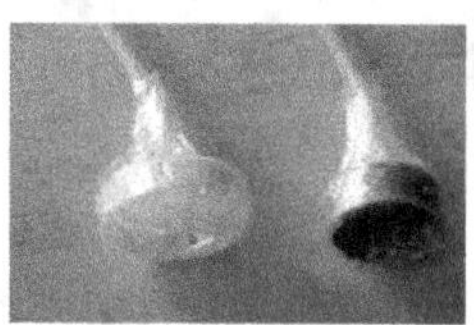

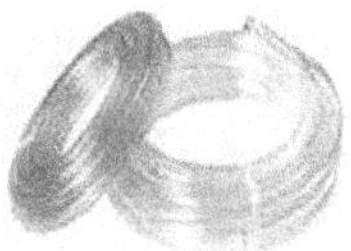

## Tubo de vinilo

Un pedazo de tubo de vinilo transparente (utilizado para el agua potable) se pueden comprar en ferreterías. No compre tubos oscuros que se utilizan para la jardinería u otros fines. Debe ser tubo de vinilo claro, limpio y claro como se muestra a la izquierda. La longitud necesaria del tubo es de 20-25 cm. Es mejor comprar 3 o 4 tipos diferentes de tubos de vinilo y hacer que 3-4 dispositivos de respiración para que pueda probarlos todos y elegir el más adecuado en función de su estado de salud. Por lo general, cuesta menos de 1 US $ / CAN $ por 1 pie de tubo en América del Norte ya menos de 2 euros en Europa.

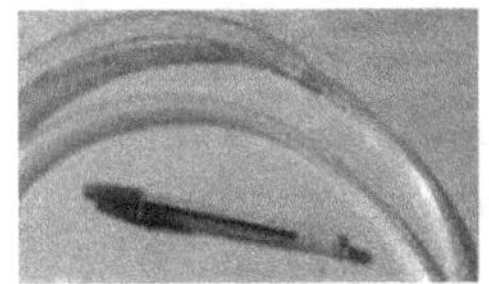

Cuando tiene diferentes dispositivos y tubos de diferentes diámetros, puede probar fácilmente e incluso modificar sus dispositivos caseros ya que los tubos se pueden insertar dentro del otro sin ningún problema. Por lo tanto, cualquier dispositivo con un tubo más amplio puede ser más difícil de usar si inserta una pieza corta o tubo más estrecho en un extremo libre de un tubo que es una parte del dispositivo existente. La imagen de la derecha muestra como 2 piezas de tubos pueden ser fácilmente conectados entre sí para formar un tubo combinado (la superior).

Si tiene sólo alrededor de 10 a 15 segundos CP o menos, va a requerir un tubo con un diámetro grande (cerca de 14-18 mm es la dimensión óptima para empezar). Para las personas con alto CP inicial (20 segundos o más), tratar de encontrar un tubo estrecho (12-15 mm de diámetro interior). Tendrá una mejor comprensión de su dispositivo de respiración óptima después de haber practicado sus primeras sesiones de respiración y se siente cómodo con sus propias creaciones: sus primeros dispositivos de respiración casero.

Cuando se inicia tratando sus dispositivos caseros, elegir la que no es el más fácil, pero el que te encuentras más cómodo para respirar. Si vas a gastar unos 3-4 días utilizando este método fácil y cómodo, aprenderá cómo su cuerpo reacciona a sus intentos de entrenar a su respiración.

## 6.2 Efectos fisiológicos

**Los cambios en la composición del aire inhalado debido al dispositivo de respiración casero**

Cuando respiramos sólo a través del dispositivo (inhalaciones y exhalaciones), se producen cambios en la composición del aire que entra en nuestros pulmones. De hecho, durante nuestra exhalación, parte del aire exhalado se atrapa en la botella de plástico. Este aire en la botella tiene mucho más alta concentración de CO2 (hasta alrededor de 5-6% en la mayoría de las situaciones prácticas) y mucho menos oxígeno (aproximadamente 14-16%). El aire normal tiene alrededor de 20% de oxígeno y 0,03% de CO2. Por lo tanto, durante nuestra próxima inhalación este aire atrapado se mezcla con el aire fresco y la composición del aire (más CO2 y menos O2) entra en nuestros pulmones. La composición aproximada del aire inhalado se proporciona en esta tabla.

| Aire inhalado durante sesiones de respiración | | |
| --- | --- | --- |
| Parámetro de composión de gas | Aire normal inhalado | Aire inhalado durante sesiones de respiración |
| Contenido de $CO_2$ | 0.03% $CO_2$ | 1-2% $CO_2$ |
| Contenido de $O_2$ | 20% $O_2$ | 18-19% $O_2$ |

La composición exacta del aire inhalado es difícil de predecir ya que depende de muchos parámetros:
 1) el volumen de aire atrapado en la botella de plástico (cuanto mayor sea este volumen, mayor será el $CO_2$ inhalado y menor la $O_2$ exhalado);
 2) la amplitud de la respiración (se llama volumen corriente);
 3) la frecuencia respiratoria (se considera en la siguiente sección);
 4) la tasa metabólica (o $CO_2$-tasa de generación).

Esas personas, que inhalan por la nariz y exhalan a través del dispositivo, no utilizan el aire que queda atrapado en el dispositivo para su respiración. Sin embargo, ya que tratan de hacer exhalaciones largas, sus pulmones se acumulan naturalmente de más $CO_2$ y tienen menos $O_2$. Por lo tanto, experimentan un efecto fisiológico similar, pero en un grado menor. Por lo tanto, utilizando el dispositivo de casero es un**tipo de entrenamiento hipóxico hipercápnico intermitente.** Efectos similares (más $CO_2$ y menos $O_2$ en el aire inhalado) llevará a cabo durante los ejercicios respiratorios Buteyko y pranayama (un ejercicio de respiración lenta y profunda de hatha yoga). Entrenamiento hipóxico (menos $O_2$) sin hipercapnia tiene lugar cuando los atletas y otras personas tienen sus sesiones de entrenamiento y / o viven a gran altitud (1,500-3,000 m de altura).

## DCR (duración del ciclo de la respiración) y la frecuencia de respiración

Durante la respiración normal (norma internacional oficial médica) respiramos 12 respiraciones por minuto en reposo. Por lo tanto, la duración del ciclo de la respiración es de 5 segundos. 5 segundos por 12 hace 60 segundos o un minuto. Cuando se utiliza el dispositivo para respirar, DCR (duración del ciclo de respiración) varía entre las personas. El CP es el principal factor que define el DCR de la persona.

Por ejemplo, si alguien tiene alrededor de un segundo CP de 50-60, esta persona puede respirar a través del dispositivo muy lentamente o sólo alrededor de 1 respiración por minuto. Su DCR puede ser de aproximadamente 60 segundos. ¿Por que es esto entonces? Si pensamos en la ventilación por minuto, o la cantidad de aire que se respira en un minuto, una persona con 60 segundos CP respira sólo alrededor de 4 l / min en reposo. Esto es menos de la norma médica moderna, que es 6 L / min (litros por minuto). Cuando respira a través del dispositivo con la máxima inhalación diafragmática y la exhalación, una persona puede utilizar unos 3 litros de aire fresco por una respiración. Por lo tanto, esta persona va a respirar poco menos (3 L / min en lugar de su usual 4 L / min) durante una sesión de respiración típica.

Consideremos ahora los parámetros respiratorios de las personas enfermas. Una oxigenación corporal típica de una persona enferma es 15 segundos y su ventilación típica por minuto es de aproximadamente 15 litros por minuto (ver cuadros y gráficos anteriores). Al utilizar este dispositivo, esta persona enferma también puede respirar un poco menos que antes, por ejemplo, alrededor de 12 l / min. Si esta persona enferma toma 3 L de aire por una inhalación (durante el uso de la despositivo casero), se requerirá 4 respiraciones por minuto a tener 12 L / min para su ventilación por minuto. Por lo tanto, esta persona requerirá 4 respiraciones por un minuto para obtener 12 litros de aire en los pulmones en un minuto. Su DCR será de 15 segundos o, de hecho, el mismo como su CP.

Por lo tanto, CP personal es el principal factor que predice el DCR. Algunas personas, sin embargo, tienen mayor capacidad pulmonar (hasta 4 L o de aire). Otras personas pueden tener sólo alrededor de 2 l. Por lo tanto, la capacidad de los pulmones influirá en su DBC también.

## 6.3 Los primeros intentos fáciles y relajados

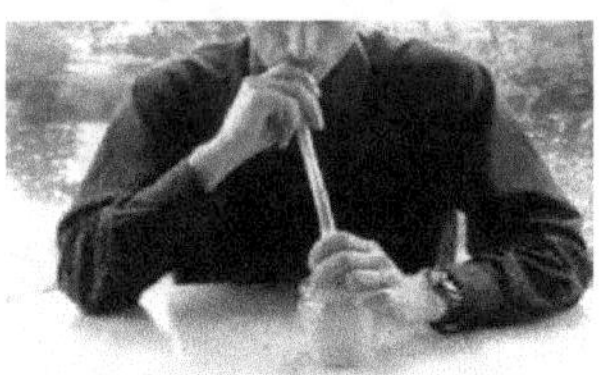

Cuando el dispositivo está listo para usar y el estómago está vacío (sin alimentos sólidos en el estómago y el agua está bien), trate de tomar varias respiraciones para que pueda experimentar sus efectos. (No es el período de sesiones de respiración, sin embargo, que se explicará más adelante.) Como se puede ver a la izquierda, por un lado está presionando suavemente en la parte superior de la botella de plástico y la otra mano mantiene el extremo del tubo en la boca.

Tome una inhalación cómoda activa utilizando el diafragma (estómago o vientre) solamente y, luego exhale lentamente y completamente relajado de todo el cuerpo. Entonces otra vez repeta los pasos: máxima inhalación cómoda seguida de una espiración completa relajada. Asegúrese de que respire principalmente a través del dispositivo: burbujas de agua son vistas dentro de la parte de botella durante inhalaciones y fuera de ella durante las exhalaciones. (Como uno puede darse cuenta, el agua se utiliza aquí como un medio de retroalimentación principalmente. Nos ayuda a ver que en realidad estamos respirando e inhalando a través del dispositivo. Aparte de eso, se sabe que los niños muy pequeños les fascina jugar con agua debido a su comportamiento activo. Esto puede incluso ayudar a relajarse mejor.)

## 6.4 Posibles problemas con su dispositivo de respiración y sus soluciones

**El agua se está saliendo fuera del contenedor durante las exhalaciones.** Su envase no es lo alto suficiente o puede que tenga demasiada agua en el frasco de vidrio o recipiente de plástico. Solución: encontrar un recipiente alto y usar menos agua.

**No puede respirar por más de 2-3 minutos.** A veces, una persona puede tomar sólo 3-5 respiraciones a través del dispositivo y lo encuentra muy difícil de usar. Trate de respirar más: más profundo y / o con mayor rapidez. Si esto sigue siendo el problema (una sensación abrumadora de falta de aire), entonces el dispositivo puede tener demasiada resistencia. Su tubo es quizás demasiado estrecho o demasiado largo, o el volumen de aire en la botella es demasiado grande.

Soluciones: procure un tubo más ancho, o un tubo más corto, o menos volumen de aire en la botella (recortar la botella en la parte inferior).

**No se puede inhalar ya que su botella de plástico se adapta perfectamente a la parte inferior del recipiente.** Esto sucede muy rara vez cuando el corte en la parte inferior de la botella de plástico es demasiado suave. Soluciones: hacer algunas irregularidades o pequeñas ranuras en la botella para que el aire pueda entrar durante sus inhalaciones.

**El exceso de agua se está metiendo en la boca.** Esto ocurre cuando el extremo del tubo de vinilo está demasiado cerca de la superficie del agua durante inhalaciones. Puede ocurrir cuando el dispositivo está demasiado bajo o hay demasiada agua. Si el recipiente tiene una superficie muy grande, entonces hay demasiada agua y la mayor parte del agua se recoge en la botella de plástico durante las inhalaciones. Soluciones: reducir la cantidad de agua que utiliza o hacer un dispositivo de respiración más alto (utilice una botella más estrecho).

**Tiene dificultad para respirar sólo con su boca (respiración involuntaria a través de la nariz y la incapacidad para bloquear la respiración nasal).** Algunas personas, no muchas, independientemente de su salud y el CP, no pueden respirar sólo a través de la boca (incluso si lo intentan) a menos que pellizcan la nariz. Ellos se darán cuenta inmediatamente de que las burbujas de agua sólo aparecen esporádicamente cuando respiran a través del dispositivo. En condiciones normales, se debe observar burbujas de agua, ya sea fuera de la botella (durante exhalaciones) o dentro de la botella (durante inhalaciones). Soluciones: comprar un clip nasal para nadar o pellizcar la nariz con el pulgar y el dedo índice mientras sujeta el extremo del tubo de vinilo en la boca y mantenga el tubo entre los dedos restantes de la misma mano.

# 7 Requisitos para las sesiones de respiración

## 7.1 Estómago vacío

Los ejercicios se realizan estrictamente con el estómago vacío (el agua está bien). Las concentraciones más grandes de CO2 proporcionan más sangre y oxígeno para la intensificación del peristaltismo en el sistema GI. Muchas personas hoy en día tienen la inflamación en el estómago que no están conscientes de esto, según estudios recientes occidentales revelaron. Esta inflamación puede empeorar debido a la intensificación de los movimientos peristálticos del estómago y el duodeno, si la comida está presente allí. (Imagínese lo que podría suceder si alguien empieza a frotar vigorosamente áreas de la piel que ya están inflamadas.) Tener agua en el estómago no causa este problema.

## 7.2 Hidratación

La acidificación de la sangre debido al aumento de contenido de CO2 desencadena tampones biológicos de pH en la sangre. Una parte de este proceso es la redistribución de los iones en diversos compartimentos del cuerpo (líquido intracelular, líquido extracelular, plasma sanguíneo, el contenido intestinal, etc.). Estos procesos pueden requerir agua adicional. Por lo tanto, beber si tienes sed en cualquier etapa, incluso en medio de la sesión de respiración.

## 7.3 La termorregulación

Encuentre un lugar cómodo y sin sequedad, pero no demasiado caliente. Si el CP actual es menos de 20 segundos, mantenga una temperatura agradable todo el tiempo. El sobreenfriamiento es peligroso en este estado. Si su CP es superior a 20 segundos, trate de tener condiciones relativamente frías para ejercicios de respiración. Puede sentirse caliente o incluso caliente durante los ejercicios. Algunas personas comienzan a sudar cuando se utiliza el dispositivo. Por lo tanto, estar preparados para que eso suceda y tome medidas para restaurar el confort térmico: tome algunas ropa para normalizar el intercambio de calor. Si el lugar es demasiado caliente, a menudo es imposible reducir la respiración.

## 7.4 El aire limpio y fresco

Mientras que el agua en el recipiente y, especialmente, la humedad en el tubo de vinilo acumulan la mayoría de las partículas de aire de origen que están presentes en el aire inhalado, todavía es mejor tener una buena calidad del aire en el lugar donde se practica las sesiones de respiración. El lugar para los ejercicios debe tener aire fresco y limpio para que la nariz del estudiante sea fría y húmeda, ya que naturalmente ocurre en el exterior.

## 7.5 Postura

Estudiantes severamente enfermos con CPs iniciales bajos (menos de 10 s) pueden hacer ejercicios de respiración mientras están acostados, medio acostados o sentados en un cómodo sillón de espaldas apoyadas. Es más importante tener la relajación adecuada, ya que el esfuerzo físico hasta uno ligero debido a la sesión puede intensificar considerablemente su respiración.

Cuando el CP está por encima de 10 segundos, los estudiantes deben practicar con sus codos y brazos sobre la mesa, mientras están sentados en el borde de una silla sólida sin usar apoyo para la espalda. La columna vertebral debe estar recta y erguida. Ese es otro parámetro crucial para la normalización de respirar. Es importante para la posición del diafragma que los muslos hacia abajo sean horizontales o inclinados, cuando en la posición sentada. Si los muslos están inclinados hacia arriba, como cuando se está sentado en una silla baja, el diafragma es comprimido por los órganos internos y pierde su movilidad. La respiración diafragmática requiere postura recta para que el diafragma, en vez de ser comprimido, se suspenda libremente y se pueda mover fácilmente hacia arriba y abajo.

**Excepciones.** Algunas personas pueden sufrir de dolor de espalda, al sentarse con la espalda recta. Si se trata de su caso, puede apoyarse en el respaldo de una silla o encontrar otra solución con el fin de prevenir el dolor de espalda.

Hay una prueba para comprobar la propia postura. Sólo necesita una superficie vertical plana (por ejemplo, una pared o una puerta).

### La "prueba de la pared" para la postura correcta

Párese derecho contra una pared (o puerta) para que pueda tocar la pared con los siguientes 6 puntos en su cuerpo al mismo tiempo:

- Ambas partes traseras de los zapatos (2 puntos);
- Su vértebra más baja (1 punto);
- Ambos omóplatos (2 puntos);
- La parte posterior de la cabeza (1 punto).

Algunas personas encuentran que están viendo demasiado alto cuando tratan la "prueba de la pared". Probablemente se acostumbran a mirar hacia abajo al suelo, pero lo importante es que esta prueba ayuda a corregir y restaurar la posición normal de la columna vertebral para que el reentrenamiento respiratorio sea posible.

# 7.6 La respiración diafragmática

Cuando el CP de uno es de unos 15 a 20 segundos, encorvarse significa una disminución de 1.2 segundos de CP, mientras que la columna recta puede agregar 1-2 segundos al CP. Los que siguen encorvándose son incapaces de obtener más de 30 segundos CP.

(Tenga en cuenta que muchas personas modernas, con una tendencia a encorvarse, y sobre todo cuando el estreñimiento es un síntoma más, requieren Mg (magnesio) suplementos adicionales. Mg es un relajante muscular de gran alcance y un factor adicional para eliminar el encorvarse.) Cuando el CP se levanta a cerca de 40 segundos o más, la postura correcta se convierte en totalmente natural y no requiere ninguna atención consciente.

**La mecánica simples de respiración normal en reposo o cómo funciona el diafragma.** El diafragma, en un estado relajado (o después de la exhalación), tiene una forma de un cono o cúpula. Durante la inhalación estiramos en direcciones radiales por lo que es más plana: la parte superior del diafragma se mueve hacia abajo, mientras que sus lados se mueven principalmente en direcciones radiales. Para exhalaciones, acabamos de relajar el diafragma y se devuelve (retrocede) a su posición original. Músculos del pecho están relajados todo el tiempo. Trate de visualizar este proceso. ¿Tiene la respiración diafragmática en reposo?

Es crucial para la salud que tenga la respiración diafragmática en reposo, durante el sueño, y otras actividades con baja tasa metabólica. (Las razones y mecanismos se explican en la página web http://www.RespiracionNormal.com. Las principales razones son la oxigenación arterial normal y el drenaje natural de los ganglios linfáticos debajo del diafragma no es posible con la respiración en el pecho.) En general, cuando el CP es más de 30 segundos, la gente usa de forma natural su diafragma para respirar en reposo. Cuando el CP es inferior a 20 segundos, ya que el diafragma es un músculo liso del cuerpo humano, se pone en un estado de espasmo debido a la deficiencia de CO2. Como resultado, la mayoría de las personas cambian a predominantemente respirar con el pecho. De 20 a 30 segundos CP es una zona transitoria.

La mayoría de las personas no tienen problemas con la respiración diafragmática cuando respiran a través del dispositivo casero. Sin embargo, algunas personas, especialmente los de mayor edad y de edad avanzada, que han estado respirando con el pecho durante décadas, pueden requerir ejercicios adicionales con el fin de desarrollar su respiración diafragmática.

Ya que usamos casi la amplitud máxima de la respiración, cuando se utiliza el dispositivo de respiración casero, es relativamente fácil tener la respiración diafragmática durante las sesiones de respiración. Sin embargo, algunas personas pueden tener dudas sobre su control del pecho y los músculos diafragmáticos. Luego deben investigar estas habilidades y practicar los ejercicios de respiración simples que se describen a continuación.

**Sentir el aliento (3 ejercicios simples)**

**Ejercicio 1.** Ponga los brazos alrededor de la línea de su cintura (vea la imagen siguiente), como si se abrazara a sí mismo, y escuche su respiración normal durante unos 20-30 segundos. Será capaz de detectar los movimientos del diafragma, si lo usa para respirar.

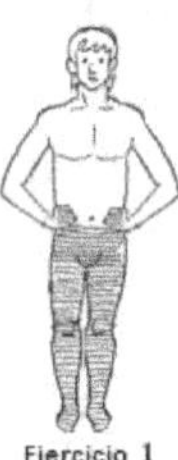



**Ejercicio 2.** Ponga los brazos ligeramente por encima de la cintura (unos 10 cm o 4 pulgadas más altos) alrededor de su cintura (véase la imagen siguiente) para que sienta sus costillas inferiores.

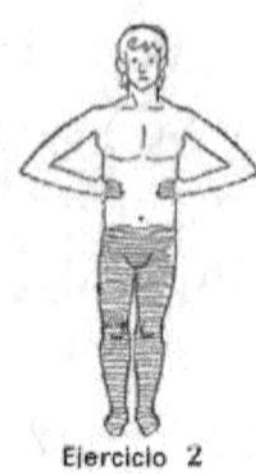

Ejercicio 2

Escuche su respiración normal durante unos 20-30 segundos. Será capaz de detectar los movimientos de la caja torácica y el diafragma, si sus brazos están simultáneamente en las costillas inferiores y en su vientre. Tome 2-3 respiraciones lentas y profundas para tener una sensación más clara acerca de la dinámica de su respiración. ¿Puedes respirar usando su vientre sólo para que la caja torácica no se mueva en absoluto?

**Ejercicio 3.** Ponga uno de sus brazos sobre el abdomen (estómago) y otra más alto, en su parte superior del pecho (ver la imagen siguiente). Escuche su respiración de nuevo durante unos 20-30 segundos. Una vez más tome 2-3 respiraciones lentas y profundas para sentir su respiración en más detalle. ¿Puede respirar usando su vientre sólo para que la caja torácica y la parte superior del brazo no se muevan?

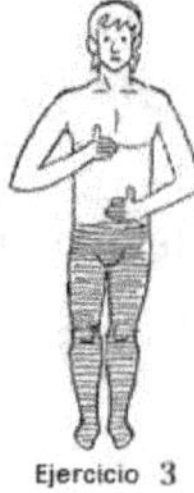

Ejercicio 3

Si notas que utiliza su pecho para respirar en reposo, practique de estos ejercicios para desarrollar la respiración abdominal.

106

**El desarrollo de la respiración diafragmática (3 ejercicios simples)**

**Ejercicio 4.** Al igual que el ejercicio anterior: ponga uno de sus brazos sobre el abdomen (estómago) y otro en la parte superior del pecho (ver la imagen para el ejercicio 3). Trate de mover o empujar el brazo inferior (que está en el ombligo) con los músculos abdominales. Crea resistencia ligera usando este brazo inferior y mantenga su pecho o caja torácica relajada. Si todavía es difícil relajar el pecho, prueba el siguiente ejercicio.

**Ejercicio 5 (el ejercicio con los libros para adquirir la respiración diafragmática).**

Tome 2-3 libros de peso medio o de una libreta de teléfonos de gran tamaño (por ejemplo, páginas amarillas guía telefónica) y acuéstese boca arriba con los libros sobre su barriga. Concéntrese en su respiración y cambie la forma de respirar de manera que se pueda ver que:

1) puede levantar los libros hasta unos 2-3 cm (1 pulgada) con cada inhalación y luego relájese para exhalar (los libros bajarán);

2) la caja torácica no se expande durante inhalaciones.

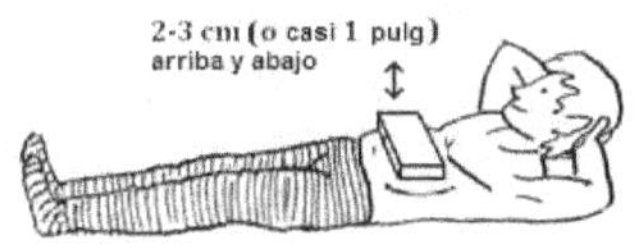

Repita durante unos 3 a 5 minutos antes de las sesiones de respiración para volver a conectar su cerebro consciente con el diafragma. Se puede practicar este ejercicio durante algunos días hasta que esté seguro de que la respiración diafragmática es la forma habitual de respirar durante las sesiones de respiración. Una vez que la CP sea más de 30 segundos, el estado espasmódica del diafragma se libera de forma natural (para algunas personas con diafragma persistentemente tensa, el magnesio puede ser un factor adicional de ayuda) y se convierte en el músculo principal de la respiración en reposo.

Si el diafragma todavía no es el músculo principal de la respiración y / o tiene dudas acerca de su capacidad para mantener el pecho relajado durante ejercicios de respiración, aplique esta última solución.

### Ejercicio 6 Un cinturón de respiración diafragmática

Puede usar un cinturón fuerte para restringir su caja torácica y "forzar" eel diafragma siendo el principal músculo de la respiración mediante la siguiente técnica.

Ponga un cinturón alrededor de sus costillas inferiores (en el centro del tronco) y la hebilla con fuerza para que no se pueda tomar una inhalación profunda usando la caja torácica o el pecho.

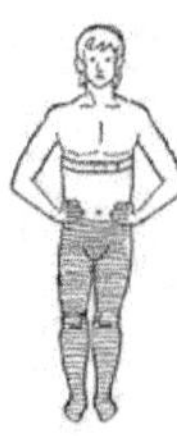

Ya para inhalaciones lentas y profundas su cuerpo necesita utilizar su panza (o abdomen). Intentalo. Al salir del cinturón durante algunos minutos o incluso horas, puede adquirir la respiración diafragmática y sensaciones correspondientes. Este proceso es más rápido, si concentra tu atención en la respiración. El foco de atención hace que los enlaces nerviosos entre su mente consciente y el diafragma se refuercen para que pueda recuperar el control de este músculo. ¡No hiperventile cuando preste atención a su respiración! Respire lentamente y permanezca relajado de modo que incluso si sus inhalaciones profundizan, el CO2 no disminuirá.

## 7.7 Un lugar tranquilo para concentrar la atención

Una sesión requiere alrededor de 10-20 minutos de trabajo concentrado y sin alteraciones e interrupciones. Estar concentrado es importante durante las etapas iniciales del aprendizaje. Más tarde, después de muchas horas de práctica, ejercicios de respiración pueden hacer mientras ve la televisión, leer, etc., pero prácticamente todos los estudiantes avanzados reportan mejores resultados cuando se concentran en su respiración y relajación de los músculos del cuerpo.

## 7.8 Un reloj para marcar o relojes para monitorear segundos

Para medir su ritmo cardíaco y CP y vigilar los parámetros del ciclo respiratorio (duración de inhalaciones y inhalaciones), debe tener cualquier dispositivo que muestra segundos. Es aún mejor, si, además, tienes cualquier dispositivo que genera un sonido que es similar a un reloj. En este caso no es necesario observar visualmente el tiempo, pero se puede escuchar clics cada segundo para que cuente fácilmente las duraciones de sus inhalaciones y exhalaciones con la distracción mínima.

# 8. Primera sesiones de la respiración

## 8.1 ¿Está listo?

Ya está listo si:

• obtiene la educación teórica correcta sobre la respiración, los efectos de CO2, los patrones de respiración, la oxigenación del cuerpo, la prueba de CP, y la influencia de factores de estilo de vida;

•se asegura de que los 7 requisitos preliminares para los ejercicios de respiración, incluyendo sin alimentos sólidos en el estómago, se cumplen (véase el capítulo anterior);

• sigue las sugerencias adicionales para personas que requieren un enfoque especial para el reentrenamiento respiratorio (restricciones, límites y contraindicaciones temporales sección); entonces puede comenzar sus primeras lecciones prácticas.

## 8.2 Recuerde su respiración inicial

Concéntrese en su respiración durante 2-3 minutos en reposo mientras está sentado con la espalda recta. ¿Qué siente? Si las sensaciones son vagas, tome una lenta y profunda inhalación y exhala lentamente. ¿Se siente cómo el flujo de aire pasa a través de las fosas nasales? ¿Tiene alguna sensaciones en la parte posterior de la garganta? ¿Hay sentimientos sobre el movimiento del aire en el interior del pecho y los bronquios? ¿Qué sientes cerca de su estómago? Trate de recordar esas sensaciones para que pueda compararlos con sus sensaciones después de la sesión de respiración. Esto le ayudará a entender y reforzar en dirección de que su respiración está cambiando.

Mida su ritmo cardíaco inicial durante un intervalo de 30 segundos de tiempo y multiplique este número por 2 para que sepa el pulso (el número de latidos del corazón en un minuto). Mida su CP inicial. Anote los dos números en su registro diario. (La tabla para su registro diario se explica y se proporciona a continuación.)

## 8.3 Primera 2-3 minutos o un período de "calentamiento"

**Debe ajustar su programa y**

**y seguir las sugerencias especiales (descritas anteriormente), si tiene: enfermedad del corazón** (aneurismas aórticos, angina de pecho, arritmia, aterosclerosis (acumulación de placa); cardiomiopatía, arritmia ciliar (fibrilación cardiaca); dolor de pecho (angina de pecho); el colesterol alto; isquemia crónica; cardiopatía congénita, insuficiencia cardíaca congestiva, enfermedad de las arterias coronarias; endocarditis; extrasístole, soplos cardíacos, hipertensión, miocardiopatía hipertrófica; tachnycardia; pericarditis, infarto de miocardio, accidente cerebrovascular)

**Las migrañas y los ataques de pánico**

**Trastornos respiratorios que implican pulmones** (asma, bronquitis, EPOC, enfisema, fibrosis quística, neumonía, tuberculosis; edema pulmonar; etc.)

**Presencia de trasplante de órganos**

**Embarazo**

**Traumas cerebrales**

**Lesiones hemorrágicas agudas**

**Coágulos de sangre**

**Etapas agudas (exacerbaciones) o condiciones peligrosas para la vida** (infarto, ictus, isquemia cardiaca, choque séptico, etc.)

**Dependiente de la insulina la diabetes (diabetes tipo 2) pérdida de la sensibilidad de $CO_2$**

Durante los primeros 2-3 minutos su objetivo es encontrar un patrón de respiración cómodo para esta sesión. Haga inhalaciones activas y máximas utilizando el diafragma (o el vientre o el estómago) a través de su dispositivo de respiración mientras mantiene el pecho relajado. La duración de la inhalación depende principalmente del diámetro y longitud del tubo. Si su CP es menos de 20 segundos, la duración de la inhalación debe ser no más de un tercio de su CP. Si su CP es más alto (más de 20 s), 6-7 segundos para la duración de su inhalación máxima es una buena opción. Después de la inhalación máxima y activa, su objetivo es relajarse y hacer una exhalación completa. ¿Con qué rapidez o por cuánto tiempo? Esto depende principalmente de su actual CP, el volumen pulmonar, el poder de los músculos respiratorios, y su tasa metabólica actual. Simplemente puede inhalar y exhalar a través del dispositivo y siga las sensaciones de tu cuerpo para que te sienta cómodo todo el tiempo. Las personas con CPs inferiores deben respirar muy rápido. De lo contrario, se sienten como si estuvieran sofocados. Las personas con CPs mayores pueden respirar más lentamente.

Descubrirá después de varias sesiones de respiración que la DCR (duración del ciclo respiratorio), cuando se utiliza el dispositivo de respiración, está cerca y directamente proporcional a su actual CP. Por ejemplo, si su CP es de alrededor de 10 segundos, entonces usted debe exhalar rápidamente (durante unos 6-9 segundos) desde el DCR (duración del ciclo respiratorio) estará cerca de su actual CP. Si tiene unos 25-30 segundos de CP ahora, su exhalación puede ser mucho más relajado y más largo en el tiempo (hasta alrededor de 20 a 25 s).

Cuando hace 5-6 inhalaciones y exhalaciones, debería ser capaz de encontrar un patrón de respiración cómoda para esta sesión. Si tiene un reloj cerca, entonces puede fácilmente averiguar que le tomaría, por ejemplo, 3 segundos para inhalar (utilizando el diafragma) y 7 segundos de exhalación. Luego, su DCR es fácil de encontrar: 3 segundos + 7 segundos = 10 segundos.

Si siente falta de aire o es sofocante y no puede continuar, utilice otro dispositivo con un tubo de mayor y menor volumen de la botella de plástico. Si siente que un tubo más ancho es demasiado fácil para ti, elija un tubo estrecho, pero recuerde

acerca de comodidad para sus primeras sesiones de
respiración.

## 8.4 La parte principal de la lección

Después de haber encontrado tu DCR cómodo (duración del
ciclo respiratorio), el objetivo es mantener este patrón de
respiración para los próximos 15-20 minutos (para adultos).
Supongamos que durante el "calentamiento" pueda seguir con
3 segundos "hacia adentro" y 7 segundos "hacia afuera"
durante varias respiraciones hasta 3-4 minutos en total.
Después, se debe seguir el mismo patrón (3 segundos "hacia
adentro" y 7 segundos "hacia afuera") para el resto de la sesión
de la respiración.

Nota 1. Si durante la sesión encuentra que es fácil tener la
exhalación más tiempo, puede aumentar sus inhalaciones
siempre y cuando de hecho se sienta totalmente cómodo
haciéndolo. Por ejemplo, imagine que comenzó con 4 segundos
de la inhalación y 10 segundos para la exhalación. Su DCR
inicial era, por tanto, 14 segundos durante los primeros 2-3
minutos. Se sugiere más arriba que debe seguir con el mismo
patrón de respiración y DCR (14 s) para la parte restante de la
sesión de la respiración. Sin embargo, después de 10 minutos
de la práctica que se da cuenta de que se puede tener 12
segundos exhalaciones con ningún problema en absoluto. A
continuación, puede terminar la sesión con exhalaciones
ligeramente más largas y DCR. Su DCR nuevo o final será de 16
segundos.

Nota 2. Si durante la última parte de la sesión, no después de
los primeros 2-3 minutos, encuentra que no puede continuar
con el mismo DCR, debe tomar un descanso y dejar la sesión.

Por ejemplo, imagine que comenzó la sesión con 2 segundos en y 7 segundos fuera. Podría mantener este patrón de respiración durante más de 5 minutos. Sin embargo, después de 7 minutos se sintió muy cansado y sin aliento. Entonces debe descansar y pensar en las posibles causas de sus bajas reservas de adaptación (por las que su organismo no puede experimentar la adaptación positiva a este ejercicio de respiración causas posibles incluyen:. Deficiencias nutricionales (EPT, Ca, Mg, Zn, K, Na, etc. ); la privación crónica de sueño o sueño profundo insuficiente, la falta de cortisol, o tiroxina o algunas otras hormonas en el cuerpo; etc.)

Su éxito, aparte de todos los parámetros preliminares, depende de los siguientes factores:

- Inhalaciones máximas cómodas usando sólo su diafragma, manteniendo los músculos del pecho relajados;

- Ralentización de exhalaciones largas y máximas (exhalar aún más de lo que hace durante su exhalación habitual);

- La relajación de todos los músculos del cuerpo, especialmente durante las exhalaciones.

## 8.5 La duración de una sesión de respiración

Se logra un cambio positivo y duradero en la respiración de los adultos después de 10-12 minutos de práctica. El CP se hace mayor para los próximos 4-10 horas dependiendo de la influencia de los factores de estilo de vida más tarde. Sin embargo, una buena sesión puede ser de aproximadamente 15 a 20 minutos de largo para que sienta y experimente más energía, mejor concentración, mente más aguda, la mejora de la lógica y otros efectos alentadores y positivos después de la sesión.

Las duraciones sugeridos de sesiones de respiración para los niños son:

5-10 años de edad - 2 sesiones de respiración por día 7-10 min cada uno o 3 sesiones de 5-7 minutos cada uno;

11-15 años de edad - 2 sesiones de respiración por día 10-15 minutos cada uno o 3 sesiones de 7-10 minutos cada uno.

## 8.6 Los síntomas típicos durante la sesión de la respiración

Es normal experimentar:

- Extremidades calientes (manos y pies) o incluso de calor en todo el cuerpo (aumento de $CO_2$ en las células del cuerpo);

- Aumento de la salivación, debido a los estímulos de las glándulas del tracto gastrointestinal desde las superficies mucosas que están bajo un masaje suave creado por alteraciones periódicas en la presión de aire (de negativo a positivo).

## 8.7 Mida y registre sus parámetros después de la sesión

Cuando termine la sesión mida su ritmo cardíaco final durante 30 segundos y anótelo en su registro diario. Cerca de 2-3 minutos después medir su CP final y anótelo también. Compare estos números finales con los iniciales.

Además, escuche su respiración durante unos 20-30 segundos para comparar su nuevo patrón de respiración después de la sesión con el patrón de respiración que tenía antes de la sesión. Esto le ayudará a tener una mejor comprensión de lo que significa para lograr cambios en su respiración normal o basal y la comprensión de los ejercicios de respiración reducidos, que puede aprender más tarde.

## 8.8 Criterios de éxito

Hay 3 principales criterios que indican una buena adaptación del organismo a una sesión de respiración.

1. Durante la sesión debe sentirse más cálido, especialmente en las manos y los pies. (Esta señal está presente en la mayoría, pero no todas las personas.)

2. Inmediatamente después de terminar la sesión o 5-10 minutos más tarde, su ritmo cardíaco final debe ser más lento.

3. Su CP final debe ser mayor.

Estadísticamente, después de la sesión correcta de respiración de 15-20 minutos, disminuye la frecuencia cardíaca por alrededor de 2-4 latidos por minuto y los CP aumenta en 3-7 segundos por lo menos. Su mayor CP es el signo principal de su respiración más ligera y mejor oxigenación del cuerpo.

Tenga en cuenta que su ritmo cardíaco puede ser más alta inmediatamente después de la sesión. Si es así, mida de nuevo en 10 minutos. Puede seguir siendo alto si recientemente ha consumido cafeína (café, té fuerte, chocolate, etc.). No desanimo, por ejemplo, el consumo de café, ya que ayuda a las personas con bajos CPs a ser más alerta y funcionan mejor a lo largo del día. (Tenga en cuenta que a mayores CPs, a unos 35 a 40 segundos y, especialmente, en un número aún mayor, el café y otros productos con cafeína van a producir efectos desagradables: nerviosismo, ansiedad, latidos acelerados del corazón, etc.)

## 8.9 Si no hay progreso

Más del 97% de los estudiantes son capaces de lograr los cambios positivos mencionados anteriormente de sus primeros intentos, si siguen las sugerencias antes mencionadas. Si se siente peor después de la sesión (mareos, aturdimiento, etc.), a continuación, por lo general los 3 criterios producen resultados negativos, así: sus extremidades no será más cálida, su ritmo cardíaco final será más alto, y el CP final será menor . ¿Cómo lidiar con este raro problema? Haga un dispositivo de casero más fácil:

1. Utilice tubo más amplio

2. Utilice tubo más corto

3. Reduzca el volumen de la parte botella de plástico.

Además, haga su próxima sesión de respiración más fácil: respire con mayor comodidad y/o exhale más rápido y no trate de crear el hambre de aire. Respire libremente y sin ningún tipo de falta de aire durante los primeros 2-3 minutos y luego extienda gradualmente sus exhalaciones. Una vez más, grabe sus CP y cambios del pulso. Analice sus resultados después de la sesión, en relación con los 3 criterios de éxito. Si hay una mejora, practique esta versión más fácil de ejercicios de respiración durante 1 semana por lo menos. Cuando su CP sea más alta, puede probar con un dispositivo de respiración más difícil y tipos más difíciles del ejercicio de respiración.

Hay casos muy raros, cuando una persona todavía tiene dificultades con la mejora de sus principales parámetros fisiológicos (el CP y pulso). Si este es el caso, introduzca nuevas modificaciones para la próxima sesión de la respiración: inhale aire por la nariz y exhale a través del dispositivo cómodamente. Continúe respirando de esta manera: por la nariz, a través del dispositivo. Mida sus parámetros después de la sesión. Una vez más, debe conseguir alguna mejoría en su estado de salud antes de probar las versiones más difíciles de ejercicio.

Si todavía no puede conseguir efectos positivos en más de un tercio de sus sesiones de respiración, estas sesiones de respiración no son útiles para su estado de salud actual. No debe seguir estas sesiones hasta encontrar la causa de sus problemas. Entre las posibles causas son: pérdida de sensibilidad de CO2, la deficiencia de cortisol, la deficiencia de tiroxina, la deficiencia severa de la EPT o Ca, la falta o ausencia de las fases profundas del sueño, reacciones alérgicas constantes, etc. Si no puede encontrar la respuesta, requerirá una atención especial de un profesor experimentado de la respiración.

También debe detener la sesión, si experimenta falta de aliento y fatiga durante la sesión con una caída en su DCR, como hemos comentado anteriormente.

## 8.10 ¿Qué hora del día es la mejor para las sesiones de respiración?

Depende principalmente de los cambios de CP diarios y otros factores personales. Para la mayoría de la gente, el mejor momento para practicar la sesión de respiración es después de su última gran comida que digiere o aproximadamente a 9-10 horas antes de ir a la cama. Esto le ayudará a obtener mayor MCP (pausa de control de mañana). Sin embargo, las sesiones de respiración se pueden practican en otras ocasiones siempre que se sigan las sugerencias explican en este manual.

## 8.11 ¿Puede una sesión de practicar en la mañana después de despertar?

Si su MCP (CP matutino) es mucho menor que sus números diarias habituales, debe corregir los factores de estilo de vida relacionados con el sueño (descargar manuales de la página web www.RespiracionNormal.com correspondiente) y se puede tener una sesión de respiración después de despertarse antes del desayuno . Sin embargo, si su MCP es casi lo mismo que los números diarias habituales, debe comenzar el día con un poco de ejercicio físico. Después se puede tener 1 sesión por la mañana y / o otras sesiones de respiración durante el día, incluyendo una sesión antes de dormir.

## 8.12 Duración total del trabajo diario de respiración

Cuanto más practique, su crecimiento CP semanal será más rápido. Si uno practica por alrededor de 40 minutos por día, para la mayoría de la gente, su crecimiento CP puede ser tan alta como 3-5 segundos o incluso más. (Los principales factores que hacen nuestra salud de la restauración lenta son: la obesidad, la cantidad de medicamentos tomados previamente, la edad y la falta de ejercicio físico.)

Sin embargo, incluso si práctica sólo 20 minutos por día, aún debe ser capaz de obtener gradualmente números de CP superiores, pero sólo con unos 1-2 segundos mañana incremento CP en 1 semana. Para esta versión ligera de reentrenamiento respiratorio, con el fin de seguir adelante, debe centrarse en factores de estilo de vida.

El total de duraciones para sesiones de respiración diarias para niños:

5-10 años - 15-20 minutos por día;

11-15 años - 20-30 minutos al día.

## 8.13 Crecimiento del CP matutino

Muchos estudiantes hacen la siguiente pregunta.*¿Por qué mi MCP no aumenta constantemente, día tras día?* De hecho, cuando un estudiante analiza su progreso, se da cuenta de que su MCP no aumenta de manera constante día tras día. Esto puede convertirse en un factor desalentador. Sin embargo, caídas del CP temporal, durante 1-3 días, son normales.

Debe persistir con ejercicios ya que la MCP se recuperará más tarde a un número aún mayor. Por lo tanto, debe evaluar su incremento promedio de MCP mediante el análisis de su registro al día durante una semana entera.

Otra pregunta común es: *¿Cuánto es un aumento típico semanal de MCP?*

Es habitual que el MCP incremente cerca de 2-5 segundos cada semana (hasta unos 35 segundos de MCP), si la persona tiene 30 a 40 minutos de ejercicios de respiración y aproximadamente 1 a 1,5 horas de ejercicio físico todos los días con la respiración estrictamente nasal. Sin embargo, hay 3 factores principales que influyen en la tasa de progreso de una:

1) **Obesidad** (es más difícil para las personas obesas para progresar);

2) **Edad** (es un poco más difícil para las personas mayores para incrementar su MCP);

3) **La cantidad de medicamento total consumida y la duración de sus enfermedades..**

Por lo tanto, una persona típica enferma tiene unos 15 segundos habituales CP diaria y unos 10-12 segundos para el MCP. Por lo tanto, se tarda alrededor de 2-4 semanas para una persona con asma leve, bronquitis, enfermedad cardíaca, síndrome de fatiga crónica, etc. para lograr más de 20 segundo CP 24/7 .

## 8.14 ¿Voy a progresar de manera constante hasta 2-3 min MCP todo el tiempo?

Para mayores CPs, su logro máximo depende principalmente de la cantidad de tiempo que dedica a los ejercicios físicos y de respiración. Si vas a gastar alrededor de 2 horas en el ejercicio físico riguroso y alrededor de 1 hora de ejercicios de respiración, tiene el potencial de progresar constantemente hasta 2-3 min MCP. Sin embargo, este tipo de situaciones son muy raras.

En primer lugar, la mayoría de la gente pasa sólo unos 1,5-2 horas en total para los ejercicios de respiración y la actividad física. Por lo tanto, pueden lograr solamente cerca de 25 a 30 segundos para el MCP. (Tenga en cuenta que muchas de estas personas fueron gobernadas por los síntomas y la medicación durante muchos años y estas CPs se experimentan como un profundo cambio a una mejor salud.)

En segundo lugar, esas personas, que dedican hasta 3 horas para su salud, por lo general se atascan cerca de 35 segundos de MCP, a menudo durante muchas semanas o meses antes de romper a través de 40 segundos de MCP (de modo que el MCP de uno se convierte en más de 40 s) es el más difícil umbral CP durante el reentrenamiento respiratorio. Tenga en cuenta que 35 segundos MCP es un gran logro que se traduce en el sueño más corto (naturalmente) y muchos otros efectos que se describen en otros lugares.

Sin embargo, para romper a través de 40 segundos MCP requiere algunos métodos adicionales y las técnicas que se describen en otros manuales y libros. Enseño por separado como un Nivel 3 ("salud normal") por supuesto, pero hay algunos estudiantes que logran conseguir a través de 40 segundos MCP sobre la base de la información que se proporciona en el curso de Nivel 2 ("Existencia") común.

## 8.15 ¿Por qué es necesario un registro diario?

Nuestro objetivo es cambiar nuestro patrón de respiración inconsciente para que uno tenga más oxígeno en las células del organismo después de la sesión. Por lo tanto, la persona aumenta gradualmente su CP, ralentiza su respiración, y obtiene una frecuencia cardíaca más baja en reposo. Nos dirigimos a los cambios a largo plazo en nuestra respiración basal (o inconsciente). Su progreso será más rápido, si es capaz de identificar y abordar 3/2 de los factores de estilo de vida más importantes que ralentizan el progreso. Por lo tanto, debe desarrollar sus habilidades de detective. Dado que todos estos cambios en su salud son lentos (requieren días o incluso semanas), es imposible mantener toda la información relacionada en la mente (todas las sesiones de respiración, sus medicamentos, síntomas, comidas, sueño, suplementos, etc. para el conjunto período de tiempo).

Los cambios en la respiración son a menudo difíciles de notar. Por ejemplo, muchas personas no se sienten mucho peor cuando se quedan atrás o se vuelven ligeramente sobrecalentados. El CP puede caer fácilmente en 5 o incluso más segundos y la persona se dará cuenta de nada. De hecho, debido al aumento de la excitabilidad del cerebro, a menudo nos inventamos mitos y fantasías agradables y nos podemos sentir aún mejor, debido a la evasión del mundo real. Esta es una de las razones porque la hiperventilación puede pasar desapercibida o incluso conseguir percibirse positivamente por nuestra mente. Sin embargo, cuando tenemos números sólidos (especialmente, el CP y la frecuencia cardíaca), tenemos una idea más clara acerca de nuestro fisiológica real y estado espiritual. Por lo tanto, es útil grabar todo lo que importa en el registro diario.

El Apéndice de este libro tiene el registro diario. Se puede utilizar para ambos tipos de sesiones de respiración: el uso del dispositivo de respiración casero y ejercicios de respiración Buteyko. Puede copiar esta página o descargar el registro diario (Word o PDF) de la sección "Downloads" de

124

www.NormalBreathing.com:
http://www.normalbreathing.com/free-downloads.php

## 8.16 Cómo llenar su registro diario

Aquí está una parte de un diario personal con los números relacionados con 3 sesiones de respiración (3 filas o 3 líneas). Cada línea del registro diario corresponde a una sesión de respiración.

| Fecha | MCP | Hora | Pulso inicial | CP inicial | Ciclo de aliento y tiempo de sesión | Pulso final | Final CP | E.F. min | Síntomas, medicación y actividades auxiliares |
|---|---|---|---|---|---|---|---|---|---|
| 7:04 | 11 s | 10:00 AM | 78 | 15 | 20 s; 15 min | 74 | 21 | 30 | 1 resp. De ventolin |
| | | 9:00 PM | 74 | 20 | 22 s; 20 min | 74 | 28 | | 10 ml aceite de pescado |
| 8.05 | 14 s | 9:00 AM | 76 | 19 | 23 s; 15 min | 74 | 24 | 30 | sin ventolin |
| | | | | | | | | | |

El 7 de abril, la persona tenía 11 segundos para MCP (Pausa Control Matutina). Tomó una bocanada de Ventolin (véase la última columna). A las 10 am hizo la primera sesión de la respiración. Su ritmo cardíaco inicial fue de 78 latidos por minuto (frecuencia cardiaca se mide durante 30 segundos período de tiempo). Su CP inicial fue de 15 segundos. La sesión de la respiración tuvo 20 segundos en la DCR (duración del ciclo de respiración). Tener un reloj para contarlo. La sesión duró durante 15 minutos.

Su pulso final (después de que terminó la sesión de la respiración por la mañana) fue de 74 latidos por minuto y sus CP 21 segundos. Tenía 30 minutos de ejercicio físico para este día.

La última columna es para obtener información acerca de sus síntomas, medicamentos, suplementos, actividades especiales (por ejemplo, viajes, dormir en otros lugares, grabando la boca en la noche, el uso de cinturones en la noche), cambios en la dieta, y todo lo que puede influir en su respiración y la salud general.

# 9. Programa de Reentrenamiento Respiratorio

Su progreso general depende principalmente de su persistencia, la autodisciplina, ejercicios de respiración adecuados, y la capacidad de entender y corregir los factores de estilo de vida que son particularmente destructivos para su oxigenación del cuerpo y la salud general. Si tiene mejoras consistentes en su bienestar, el pulso y el CP, está en el camino correcto. ¡Felicidades!

# 9.1 Ejercicios de respiración más desafiantes

A algunos estudiantes les gusta los retos e incluso tratan de crear las condiciones para las sesiones de respiración más difíciles. Puede hacerlo, si su cuerpo acepta positivamente las sesiones de respiración anteriores. ¿Qué se puede sugerir? Después de 3-4 días de ejercicios de respiración en un régimen cómoda, si los parámetros principales (la frecuencia cardíaca y la CP) se mejoran después de todos o casi todos los períodos de sesiones de respiración, estos estudiantes pueden proceder a tipos más intensivos de sesiones de respiración mediante la creación de más resistencia durante inhalaciones y exhalaciones y / o aumentando el volumen de la botella (de modo que obtenga más CO2 de vuelta en los pulmones y otras partes y órganos de su cuerpo).

**Advertencia. Si tiene alguna enfermedad mencionada arriba o condiciones (órganos trasplantados; ataques de pánico; las enfermedades del corazón, asma, EPOC u otros problemas con los pulmones, la diabetes tipo 2; embarazo; etc.), debe aplicar las reglas establecidas para estas situaciones específicas.**

Ejercicio de respiración más difícil o dispositivos se pueden hacer usando diversas técnicas:

1. Puede apretar o doblar una parte del tubo de vinilo con los dedos para mayor resistencia especialmente durante inhalaciones.

2. Haga un dispositivo combinado mediante la adición de un pequeño trozo de tubo estrecho (sólo alrededor de 3-6 mm de diámetro interno y 3-10 cm de longitud) a su dispositivo

128

original. Insertar este tubo adicional (extensión) en el extremo libre del tubo original y probar este dispositivo combinado durante 2-3 minutos. (Estos tubos a menudo se venden en las tiendas con la expectativa de que un siguiente tubo estrecho encaje dentro del tubo más grande anterior, como se muestra a la derecha.)

3. Puede hacer un dispositivo de respiración con tubo más largo y/o más estrecho.

4. Puede aumentar el volumen de aire en la parte botella de plástico. Utilice otra botella de plástico con mayor volumen a la izquierda (hasta 500-700 ml para 20-25 estudiantes de segundo CP y hasta 1 litro o más de 30 estudiantes de segundo CP).

Como resultado de estas innovaciones, si su actual CP es de unos 25 segundos o más, puede crear un dispositivo de este tipo para que su inhalación, incluso con todos sus esfuerzos, puede ser de aproximadamente 9-11 segundos por lo menos. Entonces tiene que aplicar esfuerzo suave para exhalaciones también. En ocasiones, este tipo de sesiones de respiración pueden hacer los estudiantes suden, pero de nuevo, si hay una respuesta positiva del cuerpo, su salud va a mejorar, incluso si se suda.

Puede comprar y probar un tubo más estrecho (por ejemplo, 4 mm de diámetro interior). Si te las arreglas para respirar a través de él para sólo 3-5 minutos, debería ser capaz de continuar por más tiempo (hasta 15 a 20 minutos o más) y sería la sesión de respiración más eficiente para que ha hecho.

Si se encuentra el tubo estrecho imposible (no puede respirar a través de él, incluso cuando trata de respirar por más de 1-2 minutos), hay 3 opciones para hacer el dispositivo más fácil:

1) Puede reducir el volumen de la botella por recortando su parte inferior con unas tijeras;

2) Puede hacer que la longitud del tubo sea más corto;

3) Puede utilizar un tubo ancho por un tiempo.

Más tarde, cuando el CP sea más alto, será capaz de utilizar el anillo más estrecho.

## 9.2 Trabajo de respiración y factores del ciclo de media para más de 20 segundos CP 24/7

Mientras que los ejercicios de respiración son dirigidos a aligerar su respiración durante varias horas después de cada sesión, es importante mantener los cambios positivos al abordar estilos de vida anormales y otros factores que hacen que la respiración pesada. Considere un siguiente ejemplo típico. Un estudiante puede practicar los mejores ejercicios de respiración, pero si su CP cae significativamente durante el sueño de la noche, sobre todo debido a dormir sobre su espalda y respirar por la boca durante la noche causando la inflamación alérgica en los senos o las vías respiratorias, a continuación, este estudiante no recibirá más de 20 segundo de CP matutino y nunca recuperará sus principales problemas de salud.

Ya que para más de 97% de estudiantes el CP es un indicador preciso de la situación de salud actual, conseguir más de 20 segundos CP 24/7 es el paso que permite lograr la estabilidad y

130

para detener la progresión de las enfermedades crónicas más graves.

¿Cuáles son los pasos o condiciones requeridas para más de 20 segundos CP 24/7?

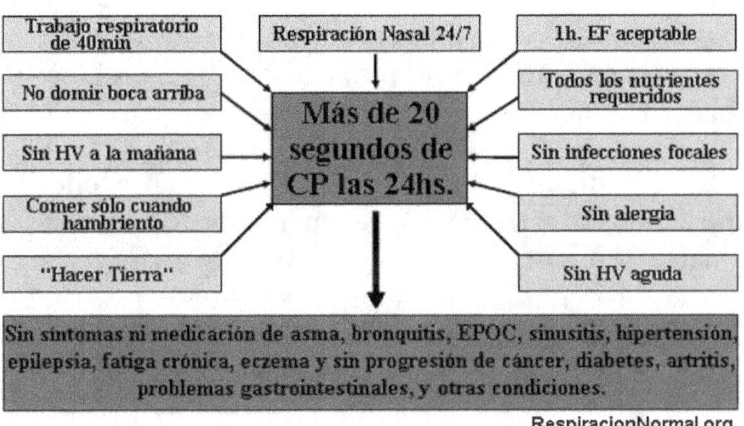


## Explicaciones y notas.

Muy pocas personas requieren apoyo hormonal adicional (cortisol, tiroxina, etc.) con el fin de obtener más de 20 segundos CP.

A veces, es necesario interrumpir temporalmente algunas actividades que implican horas de hiperventilación. Por ejemplo, si una persona canta o habla (conferencias) cada día durante 5 horas o más, a continuación, estos períodos de hiperventilación pueden impedir que la persona consiga más de 20 segundos MCP. Estas personas a menudo requieren un descanso temporal para concentrarse en su salud. Más tarde, cuando llegan más de 20 o más segundos CP 24/7, pueden reanudar sus actividades favoritas o deseados con mucho mejor calidad.

Vamos a considerar estos factores en más detalle.

**Un trabajo respiratorio de 40 min** puede ser de 2 sesiones de respiración cada 20 minutos de largo, o 3 sesiones aproximadamente 13 a 14 minutos de largo, o 4 sesiones de 10 minutos cada una.

Entre otras medidas más fundamentales son la prevención de la respiración por la boca y la Prevención de dormir sobre la espalda. Hay 2 manuales que se pueden utilizar, en su caso: Manual "Cómo evitar dormir sobre la espalda" y el Manual "Cómo mantener la respiración nasal 24/7". Ambos se presentan en la última parte (Anexos) de este libro.

 **Sin HV matutina** significa que no hay hiperventilación matutina (es decir, la caída CP durante toda la noche debe ser no más de 5 segundos, preferiblemente menos de 3 s). Por lo tanto, tiene que resolver todos los problemas que causan la caída del CP durante la noche.

**1 hora de EF adecuado** significa 1 hora total de ejercicio físico todos los días con estricta respiración nasal (dentro y fuera) todo el tiempo. Por lo general, CP menos de 20 segundos actual significa la sensación de cansancio y la incapacidad para correr, trotar, o cualquier otro ejercicio riguroso con estricta respiración nasal para la mayoría de la gente. Sin embargo, caminar es posible. Por otra parte, con un mayor aumento de CP, los estudiantes se sienten capaces y sorprendidos por la energía y habilidades ocultas previamente en sus cuerpos enfermos. El requisito inicial para el ejercicio físico es tener por lo menos 1 hora todos los días en total.

**Todos los nutrientes** necesarios están parcialmente considerados en el gran libro "La respiración normal: la clave para la salud vital" y en el manual "Su guía a los nutrientes que mejoran la respiración y la oxigenación del cuerpo" (que estará disponible en breve). Las deficiencias más comunes incluyen el aceite de pescado, calcio, magnesio, zinc, y proteínas. Algunas otras deficiencias nutricionales también pueden ralentizar o incluso detener reentrenamiento respiratorio. La deficiencia de cortisol leve también puede corregirse mediante un apoyo nutricional especial descrito en el manual.

"**Coma sólo cuando tiene hambre**

***Nota para las personas con sobrepeso y obesidad.*** *Si tiene sobrepeso y anhela o con ganas de comer grasas (excepto el aceite de pescado) o alimentos con almidón (pan, arroz, papas, etc.), está hiperventilando. En lugar de comer, hacer otra sesión de respiración para normalizar el nivel de glucosa en la sangre y reduzca la sensación de hambre. Si come los alimentos ricos en calorías, el CP bajará más. Su progreso se vinculará a su pérdida de peso. Los ejercicios de respiración natural se elevan los niveles de glucosa en la sangre por lo que se puede sentir falta de hambre de alimentos ricos en calorías.*

*Seguramente puede disfrutar de todos los demás alimentos, como las verduras, verduras, algunas frutas, carnes magras, productos lácteos sin grasa, frijoles y lentejas, etc., si son parte de su dieta habitual.*

**No hay infecciones focales** que requieren su análisis o ciertas condiciones de salud que no se pueden resolver utilizando sólo reentrenamiento respiratorio. Por ejemplo, si tiene grandes parásitos intestinales, dependiendo de la carga tóxica, el actual CP será restringido por 25-35 segundos o números aún más pequeños. Hay 4 infecciones focales:

1. **Los parásitos intestinales grandes**(gusanos redondos, gusanos planos, anquilostomiasis, trematodos hepáticos, etc.)

2. **Las caries dentales** (caries o anaerobios patógenos en los dientes)

3. **amígdalas muertas** (amígdalas degeneradas que no tienen suministro de sangre y albergan bacterias patógenas)

4. **Pies micosis** (o pie de atleta).

A veces, la presencia de conductos radiculares o amalgamas de mercurio puede llegar a ser el principal problema que requiere solución radical para un mayor CP. Todos estos desafíos se explican en detalle en el manual "Reentrenamiento de Respiración y las infecciones focales" (que estará disponible en breve).

**Sin desencadenantes de alergia** implica la evitación de cualquier desencadenantes de sus respuestas alérgicas. Estos desencadenantes pueden incluir:
 - Proteínas ácaros del polvo con aire nacido, gatos y perros, el moho, el polen, la tinta de papel, químicos, contaminantes y humos;
 - Productos digeridos con gluten, productos lácteos, maní, tomates y muchos otros alimentos y sustancias;

- Agua corriente u otros líquidos que se consumen con
desencadenante químico presente;
- Sustancias y objetos que pueden producir una reacción
alérgica debido al contacto con la piel (ropa sintéticas,
detergentes, pinturas, metales, plásticos, etc.);
- Radiación penetrante electromagnética y otra.

Respuesta inflamatoria alérgica regular agota las reservas de
cortisol y suprime la realización de los sistemas
inmunológicohaciendo la normalización de la respiración muy
difícil o incluso imposible.

Hay muchos otros factores de estilo de vida que pueden influir
de manera significativa el propio progreso CP. Por ejemplo,
tomar sol prolongado (hasta 30 minutos o más) causa la
mayoría de los seres humanos a hiperventilar bajando su CP.
Tomar una ducha fría, por el contrario, es ideal para ayudar a
lograr la normalización de su respiración. Hay, sin embargo,
varias normas de seguridad necesarias para seguir. La más
importante es sobre 20 segundos CP. (Más detalles se pueden
encontrar en mi artículo "¿Quién y cuándo se puede tomar con
seguridad ducha fría").

## 9.3 El progreso futuro

Mientras que obtener más de 20 segundos para su MCP (CP
matutino) es un gran primer paso hacia una mejor salud y la
eliminación de los principales síntomas de muchas condiciones
de salud, la verdadera salud comienza en más de 50 s CP. ¿Por
qué es necesario o deseable superar 50 s MCP? Bueno, la vida
con menos de 40 s MCP es una lucha. Esto significa que, por
ejemplo, el ejercicio para la mayoría de la gente no es diversión
y alegría, incluso cuando tienen alrededor de 35 s MCP. (Por

supuesto, hay excepciones.) El sueño natural es demasiado largo (que suele ser de unos 6-6,5 horas para 35 s MCP), y el nivel de energía no es alto. Las personas no disfrutan de los alimentos crudos y con frecuencia les gusta comer comida chatarra. Hay muchas otras opciones de estilo de vida que indican la mala salud.

Esta es la tabla que refleja algunos de los cambios en sus **opciones naturales** que la gente hace en relación a su estilo de vida. Cada persona que me enseñó y supe podría decir que estos cambios son ciertas.

Sin embargo, casi cada médico de respiración Buteyko en Rusia y practicante de la respiración en el oeste pueden confirmar que es el reto más difícil del reentrenamiento respiratorio el romper el 40 s mañana CP. El escenario más común es que los estudiantes diligentes pueden llegar incluso hasta 50-60 segundos para su número CP diario, pero su CP mañana es de unos 33 a 35 segundos. Dicho patrón puede estar presente durante semanas, meses o incluso años.

Si bien hay muchos factores que son cruciales para romper a través de los 40 s del CP matutino (para que tenga más de 40 segundos para varias mañanas en la fila), el ejercicio físico, según el Dr. Buteyko, es el principal factor que define el largo plazo el éxito del estudiante. Es especialmente beneficioso, cuando se acompaña de la transpiración (sudor) y prolongada agitación (vibraciones mecánicas del cuerpo), ya que se lleva a cabo durante el trote. Desde la falta de ejercicio físico es la principal causa de la hiperventilación en el hombre moderno, es normal que la duración diaria de actividad física tiene una correlación con la mañana CP personal. De hecho, Buteyko y sus colegas encontraron que cuando los estudiantes alcanzan

CPs altos (por ejemplo, hasta 60 s) y dejan de hacer ejercicios de respiración, el CP de estos estudiantes dependerá de la cantidad de ejercicio físico diario, incluso en los casos, cuando estos estudiantes seguido controlar su respiración, mientras participan en otras actividades.

A continuación se muestra una tabla que se basa en los escritos del Dr. K. Buteyko y mis propias observaciones de los estudiantes. En esta tabla se establece una relación entre la duración de la actividad física diaria y la máxima MCP esperada para los estudiantes con experiencia. (Tenga en cuenta que con el fin de recuperarse de las enfermedades crónicas, generalmente se requieren más ejercicio físico de lo sugerido aquí).

| Duración de ejercicio físico diario | Máximo O2 corporal esperado |
| --- | --- |
| 0 min | 15 s |
| 30 min | 20 s |
| 60 min | 25 s |
| 1 hora de E.F. dedicado + 1 hora otras | 30 s |
| 1.5 hora de E.F. dedicado + 1 hora otras | 35 s |
| 2 hora de E.F. dedicado + 1 hora otras | Hasta 2-3 min |

**Notas de la tabla. "1.5 horas de EF dedicado + 1 hora demás"** significa que la persona pasa, por ejemplo, 1.5 horas dedicado a EF (ejercicio físico) (por ejemplo, 2 sesiones de jogging diario de 45 minutos cada uno) y también recibe 1 hora de andar de aquí para allá a lo largo del día.

Muchos enfermos, especialmente los habitantes de la ciudad, a menudo tienen menos de 20 minutos de ejercicio físico al día. (Estos 20 minutos incluyen caminar dentro de la casa, en el coche, mientras que las compras, etc.). Su MCP es, como mucho, de acuerdo a esta tabla, a menos de 20 segundos.

Si una persona con más de 20 segundos CP dedica 1 hora para el ejercicio físico riguroso con la respiración estrictamente nasal, finalmente pueden quedar estabilizado, en un período de algunos días, en el nivel de 25 segundos MCP. Por lo general, estas personas también obtienen de forma natural a unos 30 minutos de ejercicio ligero durante todo el día (por ejemplo, caminando de aquí para allá).

Tener más de 2 horas de ejercicio físico diario es generalmente suficiente para conseguir o mantener cualquier CP.

Las personas mayores a menudo requieren menos ejercicio físico de lo sugerido por el cuadro anterior, mientras que los adolescentes y jóvenes de 20 y 30 años a veces pueden requerir más actividad física para lograr los números CP proporcionados por la tabla. Otros factores, como la dieta, la masticación, los suplementos, el trabajo diario, y las condiciones de sueño, también influyen en el nivel de CP alcanzado.

Al iniciar el programa de reentrenamiento respiratorio, los estudiantes generalmente progresan de manera constante hasta aproximadamente 35 segundos MCP, si consiguen suficiente ejercicio físico diario. Después de lograr 35 segundos MCP mayoría de los estudiantes pueden quedar atrapados allí durante semanas o meses. Para romper el MCP de 40 segundos (para que el estudiante tenga más de 40 segundos para que el MCP) es el reto más difícil de reentrenamiento respiratorio. Algunas personas son capaces de avanzar sin problemas hasta 40-50 CPs diarias, durante el uso de las herramientas descritas anteriormente. Sin embargo, la mayoría de los estudiantes requieren un programa y explicación de los detalles específicos para este desafío (cómo romper 40 s MCP) especial. La práctica demuestra que para seguir avanzando (hasta 60 s CP y más), es necesario aprender los ejercicios de respiración reducidos desarrollados por el Dr. Konstantin Buteyko.

La ventaja de los ejercicios Buteyko es que se pueden practicar en cualquier lugar sin dispositivos. En CPs superiores y después de algunas semanas o meses de práctica, muchos estudiantes se motivan y son capaces de practicar ejercicios de respiración reducidos durante muchas horas todos los días, mientras en la participación en otras actividades y sin efectos perjudiciales sobre la calidad de esas otras actividades (lectura, viendo la televisión, conducir, caminar, etc.).

Puede encontrar un maestro de respiración Buteyko que puede explicarle cómo practicar ejercicios de respiración Buteyko o, si su CP está a unos 30 s o más, usted puede aprender estos ejercicios, por ejemplo, de la gran libro "Normal Breathing: the Key to Vital Health".

**Actualización dieta importante. Noviembre de 2015.** En la actualidad, muchos mis estudiantes que prueban dieta cetogénica descubren que proporciona enormes beneficios para la salud y los resultados de CP más altos, a menudo hasta 10-20 segundos para la prueba de mañana. Estoy seguro de que cualquier estudiante practicante de la respiración puede mejorar dramáticamente su salud, mientras aplica esta dieta. La investigación reciente mostró que los carbohidratos generan más radicales libres, intensifican la inflamación, aumentan la producción de insulina, suprimen el uso de las grasas del cuerpo (este efecto es CP-dependiente), y causan muchos otros problemas. En palabras simples, la grasa es un combustible mucho mejor y más limpio para las células del cerebro y el cuerpo para utilizar. Puede encontrar una gran cantidad de información en línea, incluyendo videos de YouTube que explican ventajas de dietas bajas en carb en la salud, condición física, rendimiento físico y muscular. El enfoque óptimo consiste en la reducción de hidratos de carbono que combina (primero, granos, maíz y arroz, y luego las frutas, patatas y otros alimentos que cantidades altas constantes de almidones, glucosa, fructise, lactosa, etc.).

Tengo la intención de escribir un libro independiente que proporcione detalles esenciales y sugerencias prácticas importantes que explican cómo romper a través de 40 s CP matutino y empezar a disfrutar de salud física real.

## 9.4 Consideraciones finales

No dude en enviarnos sus comentarios y observaciones acerca de este manual, así como su historia de éxito (testimonio personal) para que pueda ser compartida con otros para animarlos a probar reentrenamiento respiratorio y recuperar la salud vital. Si necesita mi ayuda adicional o consultas personales también puede ponerse en contacto conmigo: artour_rakhimov (@) hotmail.com.

El éxito y la respiración fácil, Artour Rakhimov

www.RespiracionNormal.com

## 10 Testimonios de personas que trataron el dispositivo de respiración casero

# 10.1 Asma (crónica y los casos graves)

*De: Steve, de 46 años*

Yo era un asmático durante más de 30 años desde mi adolescencia. En mi adolescencia, he subido cerca de 40 libras y tengo todo tipo de problemas horribles de salud. Yo estaba en dos inhaladores diferentes (10-15 veces al día) y nebulizadores (1-2 al día). Yo estaba en la sala de emergencia cada mes. En cada viaje me sentía miserable y repugnante. Cuando encontré Buteyko, mi CP era de 8 segundos. Empecé a practicar ejercicios de respiración con mi propio dispositivo de casero 3 veces al día y mi CP de mañana se acercó a unos 25 s después de 4 semanas. Yo estaba realmente sorprendido. Ahora estoy en control de mi salud personal de nuevo: ningún medicamento en absoluto. Yo no estoy reaccionando a los factores desencadenantes como el moho, los ácaros del polvo u otros irritantes en el aire más. Aún si tiene asma durante décadas, la terapia Buteyko puede hacer una gran diferencia! Todos mis síntomas han desaparecido ... Respiro entrecortadamente por la nariz, y ha sido la base de mi éxito. Gracias, Artour, de su cuidado sobre la gente sencilla.

*De: Margaret, 58*

He tenido asma desde la infancia .. ... ¿Solución? Se trata de ejercicios de respiración practicados con diligencia hasta que el cuerpo aprenda a respirar normalmente. Este programa (www.normalbreathing.com) con el dispositivo de respiración casero es fenomenal. No he utilizado mi globo ni una vez desde que comencé hace un mes, en comparación con 15 a 20 inhalaciones al día anterior. Mi CP inicial fue de aproximadamente 9 s! En 3 semanas me levantaba a 25-30 s de oxígeno en el cuerpo ... Cada día caminaba 7 km a pie y ni una vez me sientí cansada o con falta el aire. De hecho, me sentía fuerte y podía haber seguido. Cada otra vez que he necesitado parar para respirar y con el inhalador. El secreto fue la respiración por la nariz. Cierre la boca y respirar exclusivamente a través de la nariz, incluso cuando se hace ejercicio. Es un milagro en mi vida. Estoy muy agradecido a ti Artour por este manual.

*De: Ahmed Hussein, 45*

Tengo 45 años y he sido un asmático prácticamente toda mi vida. He tenido problemas de sinusitis la mayor parte de mi vida. Tuve mi primer ataque de asma a la edad de 28 y estaba en el hospital por 5 días después luego de acercarme a la muerte. Mi respiración se quedó muy pesada desde entonces: yo estaría sin aliento de mi cama al baño por la mañana. Mis medicamentos eran aproximadamente $ 1,000 dólares al mes durante años ... Encontré el manual de reentrenamiento de respiración casero en el Internet y después del segundo día de reentrenamiento respiratorio intensivo, mis sinucitis se borró, la opresión en mi pecho desapareció, mis pulmones se aclararon y la secreciones se detuvo. Además me sentía más relajado, alerta y generalmente bien. He estado fuera de todos los medicamentos en 2 semanas. Mi CP triplicó desde que empecé a los ejercicios de respiración y estoy decidido a obtener hasta 60 s CP. Por favor, permítanme expresar aquí mi gratitud por su ayuda.

*De: Greg Neil, 34*

Tuve una asma muy mala: usaba un inhalador de Ventolin con mucha frecuencia y tomando Becloforte (corticosteroides, 6

142

inhalaciones 3 veces al día); tabletas de uniphyllin (dos veces al día); y tabletas de prednisolona (otro corticosteroide, 10 a 20 mg al día, dependiendo de mi estado). Me hospitalizaron par de veces, incluyendo dos veces en una sala de emergencias: la lectura del oxímetro de 40, esteroides y unos 8 nebulizadores en la sala de emergencia a solas con mi pulso sobre 160. Cuando empecé Buteyko y ejercicios de dispositivos de bricolaje tenía menos de 10 s CP. Odiaba la idea de taparle mi boca, pero lo intenté. ¡Ahora la tapo cada noche! Se hace una gran diferencia en la mañana. Al final de la primera semana, dejé de usar Ventolin y uniphyllin completamente. En 3 semanas he cortado todos mis medicamentos, pero mi mañana CP sigue siendo solamente cerca de 18 s. El método Buteyko requiere conciencia de nuestra respiración durante un año o más. Incluso si tarda más de esto para respirar superficialmente automáticamente voy a seguir aplicando los ejercicios de método y prácticando con mi dispositivo de respiración, ya que ha hecho una gran diferencia para mi asma.

## 10.2 Bronquitis

*De: Mike, 26*

El curso de respiración ha cambiado significativamente mi vida. Por más de 3 años estaba siendo tratado por bronquitis crónica. Me estaba poniendo cada vez más esteroides, antibióticos y broncodilatadores. Entonces decidí probar el reentrenamiento respiratorio Buteyko mediante el dispositivo de respiración DIY. Justo después de 1 mes de ejercicios de respiración con el dispositivo de respiración de bricolaje, no he tenido la bronquitis y ningún medicamento en absoluto. Puedo ir corriendo ahora por 40 minutos con la respiración sólo a través de la nariz. Mi sueño y el nivel de energía son aproximadamente 10 veces mejor. Me gustaría darle las gracias de nuevo por su sincera preocupación por ayudarnos a superar nuestras diversas enfermedades.

*De: Cicilia, 47*

Yo jadeaba al menor esfuerzo, incluso desde caminar 50 metros o subir tan sólo 10 escaleras. Desde el inicio de mis sesiones de respiración (noviembre de 2009) estoy ahora fuera de todos los medicamentos. Este invierno (2010) no he tenido resfriados, gripe o bronquitis. Mi sistema inmunológico y la salud general ha mejorado de manera espectacular, todo gracias a ti Artour ya Buteyko.

*De: Dorothy, 31*

Durante 2 años yo estaba desesperada. Tuve bronquitis crónica severa. Los inviernos eran horribles: un ataque de neumonía o bronquitis uno detrás del otro. Mi salud estaba empeorando mes tras mes. Un día me encontré con el método Buteyko en Internet. Luego descargé el manual "dispositivo Amazing de respiración DIY" de Artour. Dentro de 3 semanas he reducido mi medicamento a una inhalación por la mañana. Mi salud general ha mejorado de forma espectacular. No he tenido una sola infección después de comenzar el método Buteyko. Gracias a ti por la comisión de su tiempo para enseñar a esta valiosa información.

# 10.3 El enfisema

*De: Susan, 56*

Sólo me quedaba el 25% de mis pulmones cuando yo comencé a utilizar el dispositivo de agua DIY. Estoy mejorando mucho. Antes de iniciar este trabajo, yo estaba en una máquina nebulizadora cada tres horas 24/7 y eso significa que yo estaba cada tres horas por la noche también y a veces cada hora. Yo estaba en cada inhalador que se puede imaginar. Mis médicos me dijeron que no había nada más que podían hacer por mí. Yo estaba en la sala de emergencia tres veces a la semana y en el hospital una vez al mes a veces durante una semana a la vez y a veces dos veces a la semana. Hoy en día, ha pasado casi 3 años desde que he usado el dispositivo de DIY. Comencé con un desgraciado 7 s CP. Mis pulmones son ahora más del 60% ahora y puedo pasar días sin usar la máquina nebulizadora. Si tengo que usarlo, lo voy a utilizar una sola vez en lugar de 15 o 20 veces al día. Por primera vez en doce años estoy empezando a tener una vida y esperanza, y es todo gracias a Buteyko. Mi mañana CP es ahora de unos 25 s. Puedo dar largos paseos ahora! Practico durante 60 minutos todos los días (3 sesiones de respiración durante 20 minutos con el dispositivo de DIY) y voy a seguir haciéndolo. Gracias, Artour, por todo su gran trabajo por escrito y compartir este conocimiento invaluable.

*De: Arnold, 51*

Yo sufría de apnea del sueño durante más de 10 años, y el enfisema durante 3 años. Me puse tan mal que me hospitalizaron 4 veces al servicio de emergencias. Estaba tanto sin aliento que literalmente no podía hacer nada más que tumbarme en el sofá a la espera de mi esposa para encontrarme. Empecé el uso de broncodilatadores y esteroides, así como la terapia de O2 24 horas. Una vez navegaba por la red, y descargé el manual sobre la readaptación profesional y el dispositivo de casero para respirar. Volví a leerlo 4 veces. Dentro de tres días después de conseguir el manual – Dejé los broncodilatadores y dejar de lado los tanques de oxígeno. Ha sido difícil, pero funciona! En 5 meses de práctica me siento mejor que me he sentido en 7 años. ¿Cuáles son los cambios? Mis senos nasales están claros, sin resuello, sin tos; He perdido más de 20 libras, mi sueño es grande …

*De: Mike, 68*

ITenía el enfisema y roncaba con mañanas horribles y la cabeza confesa. Solía despertarme 3-4 veces en una noche con la boca muy seca y la necesidad de levantarme a beber agua. Mis medicamentos antes del curso Buteyko: Pulmicort, prednisona, Atrovent, Rani, etc. Después de un mes de la respiración a través de mi juguete favorito (el dispositivo de bricolaje), me cortaron todos los medicamentos excepto 2 bocanadas de Pulmicort por día. Mi sueño es ahora perfecto. Ahora estoy despertando en la mañana con una cabeza más clara (gracias a taparme la boca y un MCP superior ) y también he dejado de roncar. Yo persisto hasta que consiga normalizar mis pulmones y mi CP es de hasta 60 s o más. Es muy importante hacer ejercicios de respiración diarios y seguir todas las otras ideas relacionadas con factores de estilo de vida. Cada una de ellas (la respiración nasal solamente, durmiendo en el lado izquierdo o en el pecho, comiendo sólo cuando muy hambrientos, etc.) son cruciales para el éxito. Muchas gracias por toda su ayuda.

## 10.4 sensibilidades químicas múltiples

*De: Anna, 51*

Solía tener la nariz tapada con mucha facilidad y tenía sensibilidades químicas múltiples. Mi sentido de olfato se incrementó y yo era muy sensible a los semi-olores fuertes como los cigarrillos, perfumes, y pintura. Tenía opresión en el pecho de vez en cuando y en el ejercicio regular me quedaba fácilmente sin aliento. Me di cuenta de que al iniciar los ejercicios de respiración, mi nariz se aclaró en cuestión de días. El problema más grande que existió durante unos cinco años antes de que el curso fue una reacción de tipo alérgico al humo del cigarrillo. Este problema se redujo después de una semana de los ejercicios de respiración. Solía ser que tenía que correr por el olor si yo estaba en cualquier lugar cerca de un cigarrillo encendido para arriba. Ahora puedo estar incluso en el mismo coche con alguien que fuma, y no tener que preocuparme porque reacciono como una persona normal. No tienes ni idea de lo que me hace sentir después de años de sufrimiento y sentimiento como una extraña debido a esto. No hay manera de que vaya a volver a la forma en que respiraba. Mi CP de mañana es de unos 32 segundos. Yo soy capaz de respirar normalmente alrededor de humo sin sentirme mal por primera vez en cinco años.

## 10.5 Síndrome de fatiga crónica

*De: Andrea, 27*

Yo solía sufrir de síndrome de fatiga crónica. Desde el año 2004 tuve que permanecer en cama durante semanas sintiéndome totalmente agotada. Estaba tan cansada, que apenas podía mover partes del cuerpo. Dos semanas después de comenzar el reentrenamiento de respiración mi fatiga crónica se fue. Mi CP inicial fue de 6 segundos. Al final de la primera semana tuve un alce a 20 segundos. Ahora, a mediados de los años treinta. Estoy mucho más tranquila y relajada. Mis antojos por el café y el azúcar se han ido. Yo soy una persona diferente. Yo estoy en control de mi salud y de la vida.

*De: Ron, 59*

Mi fatiga crónica comenzó hace unos 15 años. Para los primeros 4 años de mi salud estaba empeorando progresivamente. Anteriormente, había disfrutado de carreras diarias, hasta 15-25 km por día por cerca de 2 décadas. Después de enfermarse, mi condición física se redujo considerablemente. Cuando traté un trote ligero por sólo 20 a 40 minutos (era demasiado difícil correr más) en un clima frío, me enfermaba de infecciones durante los próximos 2-3 días: fiebre (más de 38 grados), un dolor de garganta, una voz ronca, una nariz totalmente bloqueada y mucha mucosidad. Mi sueño era hasta 12.11 horas por la noche y fera horrible: despertarme varias veces cada noche, tirando en la cama durante 30-60 minutos o más, y también tuve dolores de cabeza ... Mi primera medida de CP era de 7 segundos. En 1 semana de reentrenamiento respiratorio estuve hasta 20 s. En 2 meses, me quedé hasta 50-60 s de oxígeno en la mañana. Mi sueño se ha reducido a 4 horas ahora: me duermo en aproximadamente 1 minuto y despierto en lo que parece un momento más tarde, sólo para descubrir que 4 horas pasaron en un instante. Después de mi sueño, estoy de nuevo lleno de energía y no tengo ningún deseo de dormir más. No he tenido una sola infección después de que empecé mi reentrenamiento de respiración. Lo que es aún más sorprendente es que cuando me dieron más de 40 s MCP, empecé a desear la actividad física. Yo no corro, yo prácticamente vuelo sobre la tierra... con la respiración nasal ligera. Corro durante 1,5-2 horas todos los días y me siento aún más fuerte de lo que era hace 20 años! Es la terapia de salud más increíble que he probado y experimentado.

## 10.6 Sinusitis o congestión nasal

*De: Bret, 23*

Tuve problemas con la sinusitis durante muchos años. Mi nariz estaba totalmente bloqueada todo el tiempo. Había perdido todo el sentido del olfato. Mi CP inicial era de aproximadamente 9 s. Después de enterarme de Buteyko y su método, obtuve un manual e hice mi dispositivo de respiración casero personal. En una semana tuve la oportunidad de respirar por la nariz la mayor parte del tiempo. En menos de un mes que he conseguido más de 20 s CP 24/7. Ahora puedo sentir diferentes olores y aromas y mi nariz está clara. Debo agradecer al Dr. Buteyko y usted, Artour para este método increíble.

## 10.7 Hipertensión

*De: Otto, 63*

Después de tres semanas de practicar el dispositivo de casero mi presión arterial bajó a un nivel normal y se ha mantenido desde entonces. Mi sueño y la digestión ha mejorado, respiro más fácil y aún puedo correr 5 kilometros sin sentirme cansado. Ha sido el cambio más sorprendente en mi salud y la vida! Gracias por su gran trabajo.

## 10.8 La hipertensión y la ansiedad

*De: Mary, 45*

Gracias a los ejercicios aprendí a controlar los ataques de pánico (cuando siento que se están acercando) y mantengo mi presión arterial normal para respirar. No tomo ningún medicamento para la presión arterial más. Mi CP aumentó de alrededor de 12 a 30 s. Otro de los beneficios de los ejercicios de respiración es que duermo muy bien, sólo durante 6 horas, y me despierto sintiéndome renovado. En el pasado, 9 horas de sueño no eran suficientes. Tengo la intención de aumentar mi actividad física hasta 1.5-2 horas por día y obtener un CP aún mayor.

## 10.9 La tos crónica

*De: Huan, 27*

Tenía problemas con la tos crónica después de la intoxicación por monóxido de carbono. Encima de que semanas más tarde desarrollé varios problemas digestivos (hinchazón, intestino irritable, reflujo gastroesofágico, etc.). Para más de 3 años intenté casi todo: los suplementos, las hierbas, el ayuno, la irrigación del colon, acupuntura, etc. Algunas de estas cosas podrían mejorar los síntomas, pero sólo por unos días. Mientras que la búsqueda en Internet, me tropecé con Buteyko, pero lo descarté. Por último, por desesperación, probé el programa de reeducación respiratoria del manual DIY-dispositivo escrita por Artour (www.Normalbreathing.com) y dentro de los primeros 3 días empecé a dormir mucho mejor y mis ataques de tos se conviertieron en unos 4-5 veces más cortos en duración. Con el tiempo, cuando mi PC se levantó a 30 s, toda tos se ha detenido. Tengo más energía ahora que antes de Buteyko. Gracias, Artour, por su maravilloso trabajo.

*De: Michelle, 29*

Mi hijo de 9 años desarrolló una tos crónica a los 7. Su boca y la garganta siempre estaban llenas de moco y requerían compensación. Durante dos años fuimos de un especialista a otro (respirologist, oreja, nariz y garganta, alergias) y no podían encontrar la causa. Ninguno de los medicamentos que sugirió y nos trató trabajaron. Después de practicar los ejercicios de respiración ("increíble dispositivo de respiración DIY") por sólo un mes, su tos se ha ido absolutamente!

# 10 Apéndice

## 10.1 Cómo mantener la respiración nasal durante el día

Respirar por la boca es un signo de hiperventilación crónica. Las personas sanas (más de 40 o 60 s CP) no respiran para nada por la boca. Si lo intentan, el CP estará por debajo de 40 s. Por otro lado, si observa las personas enfermas, se dará cuenta de que respirar por la boca es su característica frecuente.

El primer paso, con el fin de solucionar este problema, es la educación para que se da cuenta por completo de la importancia de la respiración nasal 24/7. De ahí, la importancia de las páginas educativas de este sitio web.

El segundo paso es su decisión irrevocable de respirar por la nariz todo el tiempo cuando esté despierto. Cualquier momento en que su nariz se bloquee, se debería aplicar el módulo 4-B (el procedimiento de emergencia para la nariz tapada). Puede hacerlo 10, 20 o 50 veces por día.

If you find that your mouth is dry in the morning, consider the following experience of Dr. Buteyko'Si encuentra que su boca está seca en la mañana, considere la siguiente experiencia de los pacientes del Dr. Buteyko. A fin de asegurar la respiración nasal durante la noche, en los años 1960 pacientes rusos inventaron el tapar la boca. En primer lugar, es necesario averiguar si se tiene este problema mediante la comprobación de la sequedad en la boca inmediatamente después de despertarse por la mañana. Si la boca está seca, la persona tenía la respiración bucal. Podría comenzar cuando la persona se fue a dormir o podría aparecer en 3 ó 4 mañana. En cualquier caso, solo 20-30 minutos de respiración bucal restablece el centro de la respiración a menores CPs, y este tipo de pacientes, como regla, tiene menos de CP 20 s por la mañana. Por otra parte, si tiene un tumor maligno y su CP diario es superior a 20 s, su tumor crecerá sólo durante el tiempo de la noche, cuando respira por la boca. Si tiene sinusitis, las bacterias patógenas en los senos nasales se multiplicarán y colonizar nuevas superficies mucosas cuando respira por la boca.

Aparecerá el daño orgánico al músculo del corazón, el crecimiento de las áreas inflamadas en el tracto gastrointestinal, el avance de los agentes patógenos en la piel (en casos de eczema, psoriasis, etc.), y muchos otros problemas si su boca se abre durante el sueño. ¿Solución? Necesita ponerle cinta de la boca.

## 10.2 Cómo la cinta en la boca en la noche evita la respiración por la boca durante el sueño

Para tapar la boca se necesita una cinta quirúrgica y la crema para evitar la adherencia de la cinta. Ambos se pueden comprar en la farmacia. Micropore (o 3M) y vaselina son opciones populares. En primer lugar, ponga una pequeña cantidad de crema en los labios de modo que sea fácil de quitar la cinta de la mañana. Luego tome un pequeño trozo de cinta y péguelo en el centro, en posición vertical, a través de la boca cerrada. Algunos estudiantes prefieren ponerlo a lo largo o en horizontal, pero una pequeña pieza en el medio es suficiente. Si tiene miedo de "sellar" la boca por completo, la cinta sólo la mitad de la boca dejando espacio para la respiración de emergencia.

En 2006 uno de mis colegas Buteyko, el Dr. James Oliver, un médico de cabecera desde el Reino Unido, y el ex presidente de la Asociación de respiración Buteyko hizo una presentación de la British Thoracic Society acerca de la seguridad de tapar la boca basada en miles de casos tanto en Rusia como en el oeste. Anteriormente, realizó una encuesta entre nosotros, los maestros Buteyko y obtuvo los datos estadísticos.

Taparse la boca durante la noche normalmente debe ser una medida temporal. Cuando uno de CP está por encima de 20 s en la mañana, tapar la boac no es necesario.

**¿Puede el tapar la boca crear angustia?**

La mayoría de los estudiantes no tienen problemas con tapar la boca y respiran sólo a través de la nariz durante toda la noche. Su boca no está seca en la mañana y se reportan numerosos beneficios de tapar la boca. Sin embargo, algunos estudiantes pueden encontrarlo difícil e incómodo, por lo tanto, retiran la cinta durante la noche. Estos incidentes tienen causas fisiológicas, incluyendo:

1. Dormir en la parte posterior. Si se voltea sobre su espalda durante el sueño la noche, su respiración se vuelve casi el doble de pesada y va a ser muy difícil de bombear más aire por la nariz. Por lo tanto, aprender el módulo dedicado a la prevención de dormir sobre la espalda de una.

2. Condiciones del sueño demasiado caliente. Si su manta es demasiado caliente, su respiración se hace más profunda y más grande durante el sueño. Se despierta descubriendo que respirar por la nariz es incómodo. Para evitar el sobrecalentamiento, usar ropa de abrigo y menos mantas durante el sueño.

3. Las alfombras en su dormitorio. Presencia de alfombras hace tensa le calidad del aire o incluso cientos veces peor. Durante el sueño la noche varios metros cúbicos de aire con millones de estas partículas en el aire, incluyendo polvo, los ácaros del polvo, sus excrementos, bacterias, virus, etc. entrará a través de las fosas nasales haciéndolas secas y penetran en los bronquios y los pulmones, causando estrés para el sistema inmunológico y la respiración profunda. Dormir en habitaciones sin alfombras o cubrir las alfombras con plástico va a resolver este problema.

4. Fundas de almohadas, mantas y sábanas muy polvorientas crean el mismo efecto, así como libros, periódicos, colgar la

ropa y viejas cortinas polvorientas. Asegúrese de que su dormitorio tenga una buena calidad del aire.

5. Ventanas cerradas durante la noche empeoran enormemente la calidad del aire en la habitación debido a la mala circulación del aire y la ausencia de iones de aire que hacen el filtro de aire. O mantenga las ventanas abiertas o, si hace demasiado frío o demasiado ruidoso fuera, compre un ionizador de aire / purificador y que siga funcionando durante toda la noche.

6. Erupciones debido a la extrema sensibilidad de la piel. Trate de encontrar una cinta hipoalérgico o cinta de papel quirúrgica. Si erupciones todavía son un problema, puede coser juntos dos calcetines limpios haciendo un círculo. Colóquelos en la noche alrededor de su cabeza para que mantenga la mandíbula cerrada.

## 10.3 Más ideas sobre la respiración nasal durante el día

Algunas personas mayores pueden tapar la boca durante el día, si tienen problemas de memoria o pueden olvidarse de la función de la respiración nasal debido a otros factores.

Si tiene familiares o compañeros de trabajo amigables y desea evitar la respiración bucal durante el día, dígales que su médico (Artour Rakhimov, PhD) prescribe la respiración nasal 24/7. Pídales que preste atención a la forma de respira y recuérdales su compromiso de resolver este problema.

Utilice pegatinas en la pantalla de su CP, puertas, escritorios, etc. que le recuerde, "respiración por la nariz". Mantenga un espejo grande en su escritorio de trabajo para que pueda ver su cara y la forma en que respira.

Si tiene hijos, les prometo una pequeña delicia si te enceuntran respirando por la boca.

La respiración nasal durante el ejercicio físico será muy importante. Siempre frenar o tomar un descanso si se ejercita de manera tan intensa que obtiene un fuerte deseo de abrir la boca.

Su lucha no pasará mucho tiempo. Debe aumentar su CP mañana hasta 20 s o más. Por lo tanto, tenga cuidado de otros módulos para que se mueva hasta la zona de seguridad y póngase a trabajar con más desafíos avanzados en su vida y su viaje Buteyko.

## 10.4 Cómo evitar que duerme sobre la espalda

En primer lugar, si tiene dudas acerca de la importancia de las posiciones para dormir, o acerca de la prevención de dormir sobre la espalda, puede realizar una prueba simple descrita anteriormente en la sección hiperventilación matutina. Mida su oxigenación corporal (la prueba CP) después de dormir en diferentes posiciones para dormir. Puede utilizar un reloj eléctrico con la eliminación que muestre segundo o un reloj mecánico de relojería por lo que no hay necesidad de encender la luz. Tenga en cuenta que debe pasar unos 10-15 minutos en una posición determinada con el fin de lograr un corresponsal metabolismo estable a esta posición para dormir. El dormir en la parte de atrás es peor y causa baja oxigenación del cuerpo.

Si encuentra que su CP no disminuye (o incluso mejora) después de dormir sobre su espalda, debe dormir en la parte posterior todo el tiempo. Sin embargo, ninguno de los médicos rusos jamás cumplió o se enteró de esas personas. ¿Por qué?

Según el Dr. Buteyko *Muchos pacientes gravemente enfermos permanecen sentados, con miedo de acostarse. Esto es sensato. Debemos acostarnos sólo por una cantidad mínima de tiempo, y sólo cuando se duerme. Nuestros pacientes con la práctica de respiración profunda [ejercicios de respiración], pero no pueden controlar su respiración en la noche, y por lo tanto, el sueño es en realidad un veneno para ellos. Mientras más tiempo duermen, más posibilidades de que su respiración se incremente causando ataques. Por lo tanto, nosotros lo levantamos después de 1-2 horas, practica la disminución de la respiración ...*

*Los niños, especialmente los asmáticos, o los hijos de respiración profunda se convierten en el abdomen durante el sueño. Y aquí comienza: los padres están en guardia, la lucha continúa, a veces durante años. El niño se convierte en el abdomen escondiendo la cabeza bajo la almohada, pero no, ellos lo voltean para mirar hacia arriba. Una y otra vez trata de rescatarse, pero ellos no ceden. No hay descanso para él, ni para los demás. Y si tenemos un niño enfermo con asma, él duerme sobre su espalda y hace sibilancias. Se volvió boca abajo, las sibilancias desaparece en un minuto. Otra vez de forma supina: en un minuto las sibilancias vuelven.""*

El dormir en la parte posterior para muchos enfermos significa aproximadamente el doble de la respiración y la correspondiente caída del CP. Esto a menudo causa síntomas agudos en la temprana hora de la mañana y la muerte en las personas gravemente enfermas. Por lo tanto, el Dr. Buteyko, sus colegas médicos que practicaban el método de respiración Buteyko, y sus numerosos pacientes utiliza diversas herramientas para evitar dormir sobre la espalda de una. Permítanme enumerar algunos de ellos.

1. Algunas personas dormían con una mochila para evitar voltearse sobre la espalda. Esta es una opción ("incómoda").

2. Es posible acomodarse de los lados con almohadas.

3. Otra opción es coser un bolsillo en la parte posterior de la camisa de la noche y poner una pelota de tenis allí.

4. O uno puede tomar un calcetín y amarrarlo a un cinturón haciendo un nudo. El cinturón se puede colocar alrededor de la mitad del pecho con el nudo en la parte posterior de la persona. El nudo debe ser lo suficientemente grande como para evitar que la persona que duerme en la parte de atrás y despierte la persona ya que es blando.

5. En la actualidad, la solución más popular es tomar una capa de algodón doble (tira) de ropa de cama de 2 m de largo y 20-30 cm de ancho. Envorverla alrededor de uno mismo, hacer dos nudos en el pecho y moverlos en su espalda. Un simple bufanda puede también ser utilizada.

Muestra la práctica, que dormir en la parte posterior es el signo de baja CP. Este problema se presenta cuando el CP está a unos 20 s o menos. Una vez, el CP de la mañana es más de 25 s, es muy poco probable que duerma boca arriba del todo y no hay necesidad de utilizar cualquiera de estas técnicas.

## 10.5 Su registro diario personal

Registro diario principal de las sesiones de respiración Buteyko cortas y para las sesiones del dispositivo de respiración casero - 1 página (formato de texto enriquecido o un archivo PDF o Excel hoja de cálculo) Todos estos enlaces están en esta página: http://www.normalbreathing.com/free-downloads.php

# 10.6 Sobre el autor Dr. Artour Rakhimov

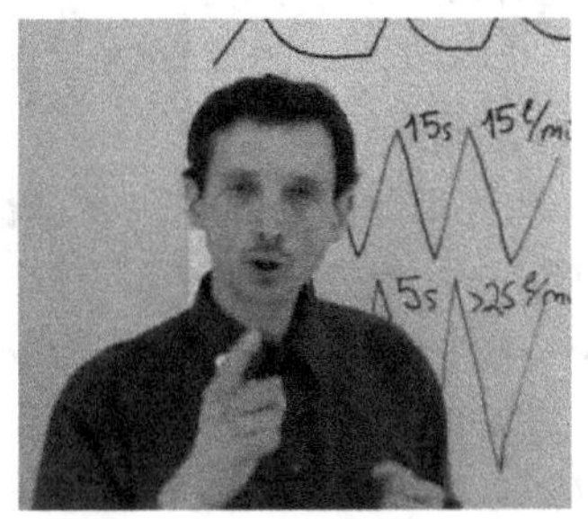


* Estudiante de Honor en Escuela Secundaria ("A" en todos los exámenes)
 * Estudiante de Honor en Universidad de Moscú ("A" en todos los exámenes)
 * Universidad PhD en Moscú (Matemáticas / Física), aceptado en Canadá y el Reino Unido
 * Ganador de numerosos concursos regionales en las matemáticas, el ajedrez y el deporte de orientación (durante la adolescencia y de la Universidad)
 * Pianista clásico: Chopin, Bach, Tchaikovsky, Beethoven, Strauss (hasta ahora)
 * El ex capitán del equipo de la escuela de esquí-O y miembro del equipo cross-country de la escuela de esquí de la Universidad Estatal de Moscú, los mejores equipos de estudiantes de la URSS
 * El ex entrenador individual de los atletas de elite mundial desde Soviética (Rusia) y los equipos nacionales finlandeses

que llevó las medallas de oro y plata en los Campeonatos del Mundo

* La distancia total cubierta por correr, esquí de fondo, y la natación: más de 100.000 kilómetros o más de 2,5 vueltas alrededor de la Tierra

* Autor de la publicación, que ganó el Concurso Nacional 1998 de Rusia de artículos deportivos científicos y metodológicos

* Autor del libro: *"Oxygenate yourself: breathe less"* (Buteyko Books; 94 pages; ISBN: 0954599683; 2008; Hardcover)  y siguientes libros electrónicos:

- *"What science and Professor Buteyko teach us about breathing"* 2002 (120 pages)

- *"Breathing, health and quality of life"* 2004 (91 pages; Translated in Danish and Finnish)

- *"Doctor Buteyko lecture at the Moscow State University"* 2009 (55 pages; Translation from Russian with Dr. A. Rakhimov's comments)

- *"Normal Breathing: the Key to Vital Health"* 2009 (The most comprehensive world's book on Buteyko breathing retraining method; over 190,000 words; 305 pages)

* Autor de uno de la página web de la más grande del mundo dedicada a reentrenamiento respiratorio (www.NormalBreathing.com)

* Buteyko profesor de respiración (desde 2002 hasta la fecha) y entrenador

* Salud escritor y educador de la salud; autor de miles de artículos.

www.ingramcontent.com/pod-product-compliance
Lightning Source LLC
Chambersburg PA
CBHW051743250726
48659CB00001B/222